小児の超音波ガイド下血管穿刺と区域麻酔

著 竹下 淳
大阪母子医療センター麻酔科

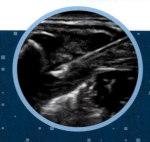

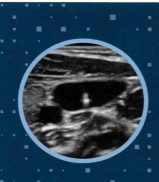

克誠堂出版

序　文

　今日、超音波ガイド下血管穿刺は中心静脈だけではなく末梢動静脈にも応用されるようになっています。筆者が麻酔科医の駆け出しとして働いていた2000年代中ごろは、麻酔導入時における小児の血管穿刺は主に、視認や触知をもとにしたブラインド穿刺で行われていました。小児心臓手術ともなれば、腕に自信のある麻酔科の上級医や心臓血管外科医が率先して確保し、若手に穿刺のチャンスはほとんど回ってきませんでした。しかし、常に迅速に血管穿刺が成功するわけではなく、4人がかりで穿刺しても非常に時間がかかることがしばしばありました。その状況を何とか打開しようと思い、超音波ガイド下穿刺の猛特訓を開始しました。当時、志馬伸朗先生（現、広島大学大学院救急集中治療医学主任教授）、中嶋康文先生（現、近畿大学医学部麻酔科学講座主任教授）、中山力恒先生（現、近畿大学医学部麻酔科学講座講師）と共に両手両足を占拠し、超音波ガイド下穿刺を競うように行っていたのがいい思い出です。継続的な修練により穿刺成功率は上昇し、臨床における大きな武器となりました。その後、良き同僚の中山先生の多大な協力のおかげで、小児の超音波ガイド下血管穿刺に関する臨床研究を始め、幸運にも今日までにいくつかの成果を上げることができました。

　本書の第Ⅰ章では、小児の超音波ガイド下血管穿刺における筆者の研究結果から得られた知見や、経験から体得したコツを中心に、実際の手技について図や写真を交えながら解説しています。第Ⅱ章は小児の区域麻酔についての解説です。区域麻酔については、超音波ガイド下区域麻酔が流行りだして少し経過した2008年より、興味を持って施行し始めました。その後、日本区域麻酔学会が発足し、認定医制度が始まりましたが、それには気付いていませんでした。2019年より大阪母子医療センター麻酔科に着任し、区域麻酔の指導的立場となりましたが、やはり無資格は良くないと思い、JRACE試験が始まって数年経ったころにようやく日本区域麻酔学会に入会し、試験を受けることになりました。正直、第Ⅱ章については、日本区域麻酔学会のご高名な先生方を差し置いて自分が担当してよいものかと迷いましたが、いざ始めると、第Ⅰ章よりも楽しんで執筆することができました。自己流の箇所も多いかもしれませんが、小児専門病院において区域麻酔を指導してきた者と

iii

しての経験から伝えられるコツを、日常臨床で撮りためた画像を用いて解説しています。

　本書が、日々小児患者を相手に臨床業務を行い、超音波ガイド下血管穿刺や区域麻酔を始めたいと思っている先生方や、手技に悩んでいる先生方の役に立つことを願うばかりです。

　最後に、本書の執筆の話をいただき、出版に多大なるご尽力をいただいた克誠堂出版株式会社の塩原恵理様に深謝いたします。

2024 年 10 月　京都の短い秋を感じながら、大文字山火床にて

大阪母子医療センター麻酔科副部長

竹下　淳

小児の超音波ガイド下血管穿刺と区域麻酔

目次

第 I 章　小児の超音波ガイド下中心静脈・末梢動静脈カテーテル留置

1 小児の超音波ガイド下中心静脈カテーテル留置 ……… 2

1 短軸交差法 ……… 2
1. 穿刺体位　2
2. プレスキャン　4
3. 消毒、カテーテル関連血流感染症
   (Catheter related blood stream infection: CRBSI) 予防　5
4. 短軸交差法による穿刺　6

2 長軸平行法 ……… 14
1. 穿刺体位　14
2. プレスキャン　14
3. 消毒、CRBSI 予防　15
4. 長軸平行法による穿刺　15

2　小児の超音波ガイド下末梢動静脈カテーテル留置 ⋯⋯⋯⋯⋯⋯ 24

1│末梢動脈カテーテル留置 ⋯⋯⋯⋯⋯⋯⋯⋯⋯⋯⋯⋯⋯⋯⋯⋯⋯⋯24

1 穿刺部位　24

2 穿刺準備・プレスキャン　26

3 消毒、CRBSI 予防　26

4 短軸交差法による穿刺　29

2│末梢静脈カテーテル留置 ⋯⋯⋯⋯⋯⋯⋯⋯⋯⋯⋯⋯⋯⋯⋯⋯⋯⋯31

1 穿刺部位　31

2 穿刺準備・プレスキャン　31

3 消毒、CRBSI 予防　32

4 短軸交差法による穿刺　32

5 長軸平行法による穿刺　40

6 穿刺成功率を上げる工夫　40

7 カテーテルのサイズ選択　46

8 超音波による点滴漏れの確認　48

3　小児の超音波ガイド下末梢静脈挿入式中心静脈カテーテル留置 ⋯⋯⋯⋯⋯⋯ 54

1 穿刺部位　54

2 穿刺準備・プレスキャン　55

3 消毒、CRBSI 予防　55

4 短軸交差法による穿刺　55

5 PICC の適切な先端位置　58

第II章　小児の超音波ガイド下区域麻酔

1　総論 ··· 62

2　各論(Plan A ブロック + α) ························· 68

1│体幹部 ··· 68
- A 腹直筋鞘ブロック　68
- B 側方腰方形筋ブロック、腹横筋膜面ブロック、腸骨鼠径・下腹神経ブロック　77
- C 傍脊椎ブロック　86

2│上肢 ··· 94
- A 腕神経叢ブロック(腋窩、鎖骨上)　94

3│下肢 ··· 100
- A 大腿神経ブロック　100
- B 膝窩部坐骨神経ブロック　103

4│その他 ··· 107
- A 陰茎背神経ブロック　107
- B 仙骨硬膜外ブロック　114
- C 上顎神経ブロック　118
- D 星状神経節ブロック　126
- E 浅頸神経叢ブロック　131

索引 ··· 135

第 I 章

小児の
超音波ガイド下中心静脈・
末梢動静脈カテーテル留置

1 小児の超音波ガイド下中心静脈カテーテル留置

　小児患者の中心静脈カテーテル留置は超音波ガイド下リアルタイム穿刺で行うのが主流であるが、成人と比較して難しい。その理由として挙げられるのが、血管径が細いことや、首が短く穿刺スペースが狭いことである。超音波ガイド下穿刺のアプローチ方法には、大きく分けて短軸交差法と長軸平行法がある[1,2]。どちらも利点・欠点があり、その理屈を正しく理解しなければ安全に穿刺することはできず、逆に合併症を招く可能性がある。小児においては短軸交差法が用いられることが多く、長軸平行法は難易度がやや高いために敬遠されがちかもしれない。しかし、長軸平行法では針先が血管内に入る瞬間が分かりやすいという大きな利点があり、慣れれば意外と容易で、個人的にはお勧めである。以下、もっとも一般的な穿刺部位である内頸静脈の穿刺について解説していく。

1 短軸交差法

　短軸交差法は、超音波プローブを血管の走行に対して垂直にあてて血管の短軸像を描出し、プローブに対して交差する方向に針を刺入していく穿刺法である。針先は高輝度の点として断続的に描出される。標的血管と周囲の構造物の位置関係がわかりやすく、血管の中心と針の進行方向を合わせやすいという利点がある。

1 穿刺体位

　比較的大きめのロールを首の下に挿入し、頸部を対側に傾けて伸展した状態でテープを用いて頭側方向に皮膚を牽引して固定することにより、十分な穿刺スペースを確保する（図 1）。頸部を対側に傾けるほど内頸静脈の断面積は増加するが、それにより内頸静脈と総頸動脈の重なりが増加してしまうた

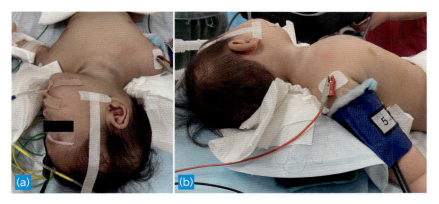

図1　穿刺体位
比較的大きめのロールを首の下に挿入し、頸部を伸展しつつ反対側に傾けてテープで頭側に固定することにより穿刺スペースを確保する。

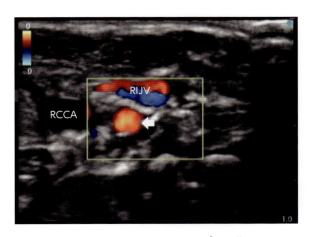

図2　椎骨動脈のカラードプラ画像
椎骨動脈（矢印）が内頸静脈の真下を走行していることもあり、注意が必要である。
RIJV：右内頸静脈、RCCA：右総頸動脈

め、ほどよく約40°傾けることが推奨されている[3]。また、テープによる牽引を頭側方向だけではなく尾側方向にも行うと、血管の断面積および前後径が増加し、穿刺時間が短縮すると報告されている[4]。

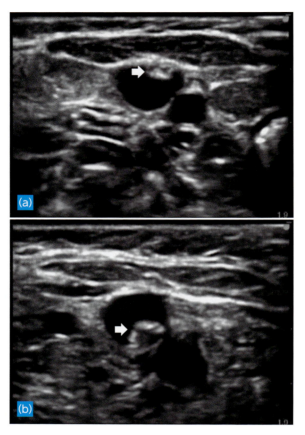

図3　内頸静脈内の血栓の画像
左内頸静脈内に血栓を認める。穿刺レベルの前壁（a：矢印）と、それより中枢側の後壁（b：矢印）に付着している。

2 プレスキャン

　まず血管の短軸像を描出する。次にプローブを前後に平行移動させたり（sweep scan technique）、前後に傾けたり（swing scan technique）して、視覚的に血管の太さ・深さ・走行を把握する。小児では椎骨動脈（図2）が内頸静脈の背側の比較的近い部位を走行しており、偶発的に穿刺してしまう可能性があるため注意が必要である[5]。また、特に中心静脈カテーテルの挿

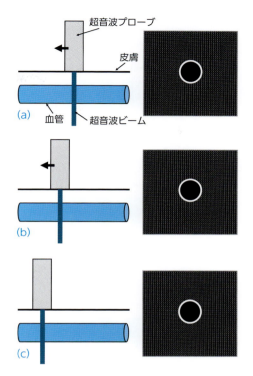

図4 Sweep scan technique（左：模式図、右：超音波画像）
（a）→（b）→（c）とプローブを平行移動していく。血管の走行とプローブの軸が正しく合っていれば、血管は常に画面中央に描出される。

入歴がある場合には、血栓の有無（図3）も確認する。次に、血管の走行とプローブの軸を正しく合わせる。Sweep scan techniqueにより血管が常に画面中央にあり（図4）、swing scan techniqueにより血管の断面は変化するが、画面中央からは動かない（図5）ことが確認できれば、血管の走行とプローブの軸は正しく合っていると考えられる[6]。

3 消毒、カテーテル関連血流感染症（Catheter related blood stream infection：CRBSI）予防

0.5％以上のクロルヘキシジン含有アルコール製剤またはポビドンヨードを用いて皮膚消毒を行う。そのほか、キャップ、マスク、滅菌手袋、ガウン

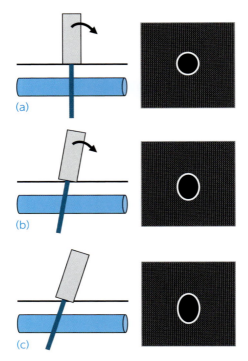

図5 Swing scan technique（左：模式図、右：超音波画像）
(a) → (b) → (c) とプローブを手前に傾けていくと血管に対して斜め切りとなり、断面が変化する。血管の走行とプローブの軸が正しく合っていれば、血管の断面は変化しても常に画面中央に描出される。

を身に着け、大きめの穴あきドレープおよび清潔プローブカバーも使用して、マキシマルバリアプレコーションで行う[7,8]。

4　短軸交差法による穿刺

　プレスキャンで血管の走行とプローブの軸を合わせたら、プローブの直下を穿刺し、皮膚と血管前壁の間に針先を描出させる。描出された針先が標的血管の中心からずれている場合は、一度完全に針を抜いて、ずれをもとに修正して再穿刺する。針先が血管の中心にくるまで、何度でも繰り返すことが大事である。注意点は、短軸交差法において、針先は超音波画面上で高輝度の点として断続的に描出されるということである。超音波ビームはプローブ

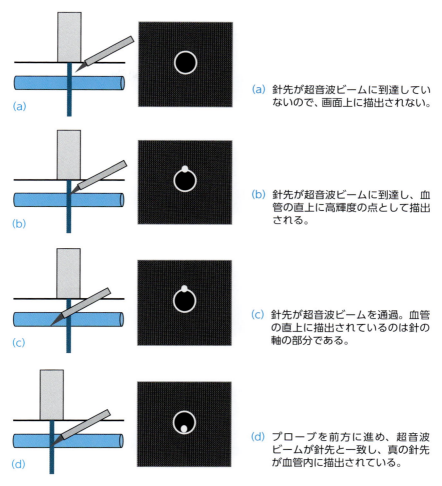

(a) 針先が超音波ビームに到達していないので、画面上に描出されない。

(b) 針先が超音波ビームに到達し、血管の直上に高輝度の点として描出される。

(c) 針先が超音波ビームを通過。血管の直上に描出されているのは針の軸の部分である。

(d) プローブを前方に進め、超音波ビームが針先と一致し、真の針先が血管内に描出されている。

図6　短軸交差法における針先の描出

の中心から出ているため、穿刺針先端が超音波ビームに到達していなければ針先は描出されない（図 6a）。針先が超音波ビームの真下に到達した時にもっとも高輝度に描出され（図 6b）、その状態から少しでも針を進めると、針先は超音波ビームを通過してしまっているので、描出されているのは針の軸の部分である（図 6c）。したがって、図 6c の状態になってしまった場合に真の針先を描出するためには、針を動かさずにプローブのみ前方に進める必要がある（図 6d）。また、穿刺角度も重要である。超音波プローブには厚みがあり、プローブの直下から穿刺しても、針先が超音波ビームに到達して画面上に描出されるには、その厚みの半分の距離だけ針を進める必要がある。その距離は小児用プローブでは約 6 mm である（図 7）。血管の深さが 6 mm であれば、理論上は、45°の角度でプローブの直下から穿刺すると、血管の直上に針先が到達したと同時に超音波ビームにも到達するため、高輝度の白い点が超音波画面上で血管の直上に描出されることになる（図 8）。5 歳未満の小児患者の内頸静脈の深さは 6 mm 弱であるので[9]、45°未満の角度で穿刺すれば、少なくとも深く刺しすぎることはないと考えられる。針先を見失い、思いがけず針が深く進んでしまうと、血管の後壁を貫通し、その先にある構造物を穿刺してしまう。総頸動脈や椎骨動脈の誤穿刺や腕神経叢損傷はもちろんのこと、血気胸も起こりうる。短軸交差法を用いた小児患者の内頸静脈穿刺においては、約 40～50％の症例で後壁を貫通してしまうと報告されている[9,10]。短軸交差法では針先が断続的に描出されるため、真の意味でのリアルタイム穿刺ではない。その欠点を克服し、リアルタイムに近づける 2 つのテクニックを以下に紹介する。

i) Dynamic needle tip positioning（DNTP）[11,12]

　まず針を刺入し、皮膚と血管前壁の間に針先が描出され、血管の中心に向かっていることを確認する。次に、針を固定したままプローブだけを中枢側に平行移動させ、一度針先を超音波画面上から消す。その後、今度はプローブを固定したまま、針先が再び超音波画面上に描出されるまで針だけを進める。再び針を固定したままプローブだけを中枢側に平行移動させ、針先を超音波画面上から消す。プローブと針を交互に前進させるこれらの操作（DNTP 操作）を繰り返すことにより真の針先を断続的に描出しながら少しずつ血管へと近づくように進めていく。針先が前壁を貫いて血管内に入ってからも、後壁貫通を避けながら DNTP 操作を繰り返し、穿刺針の外筒が十分深く血管内に入るまで進めることができる（図 9）。DNTP では常にプロー

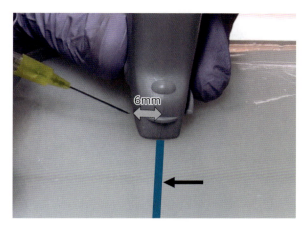

図7　小児用 L25x/13-6 プローブ（富士フイルムメディカル）
プローブの端から中央までの長さは約 6 mm である。針先が超音波ビーム（黒矢印）の下に到達して超音波画面上にもっとも明瞭に描出されるには、この距離だけ針を進める必要がある。

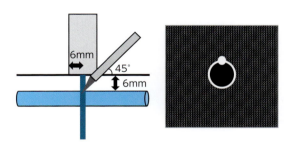

図8　深さ 6 mm の血管の場合の理想的な穿刺角度
45°の角度でプローブの直下から穿刺すると、血管の直上に針先が到達したと同時に超音波ビームにも到達するため、高輝度の白い点が超音波画面上で血管の直上に描出される。

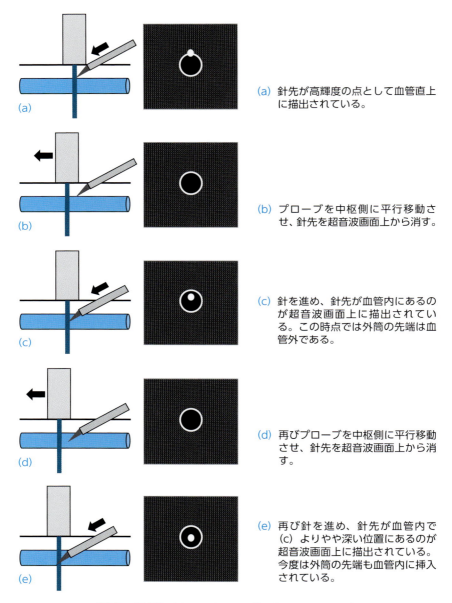

図 9　DNTP（dynamic needle tip positioning）

ブを先行させ、針先を迎えるイメージである。成人や小児の末梢動静脈穿刺における有用性は多数報告されており、今や短軸交差法と言えばDNTPと言っても過言ではないだろう。中心静脈穿刺においてもDNTPは必須のテクニックであると考える。

ii) 超音波プローブを固定し、穿刺角度を調整する方法

　まず、あまり角度をつけずに針を寝かせて穿刺して、超音波画面上の浅い部位に針先が描出され、血管の中心に向かっていることを確認する。次に一度針を皮下まで引き抜き、少し針を立たせて角度をつけて再穿刺する。超音波画面上で先ほどより針先が血管前壁に近づくのを確認したら、再び針を皮下まで引き抜き、さらに角度をつけて穿刺する。これらの操作を繰り返すことにより、真の針先を断続的に描出しながら少しずつ血管へと近づくように進めて、針先が血管前壁の直上に到達したら前壁を貫通して血管内に進めていく（図10）。スペースが狭くて sweep scan technique を用いた DNTP がやりにくい場合に有効である。最終的に角度がついてしまうため、血管後壁を貫通しないように注意する必要がある。

　DNTP または穿刺角度を調整する方法のどちらかの方法を用いて正確な針先を断続的に描出しながら、穿刺針を血管内へと進めて行く（図11）。針先が血管前壁直上にくると、多くの場合、前壁が tenting して血管が押しつぶされる（ハートサイン）。ここでスナップを効かせて血管前壁のみを貫く。針先が血管内に入ると押されていた血管前壁がもとに戻るが、短軸交差法では針先が血管前壁を貫いた瞬間がわかりにくく、図11dのように見えていてもまだ血管前壁を貫いていない場合もある。穿刺針のハブ内への血液の逆流やシリンジによる吸引により針先が血管内に入ったことを確認し、その後も外筒が血管内に十分入るまで、針先の断続的な描出を続けながら進めて行く。

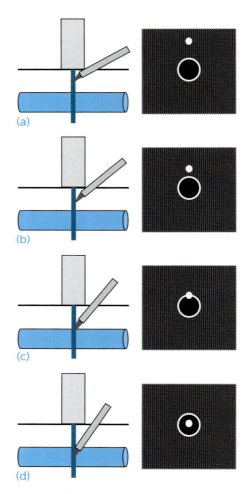

図10 穿刺角度を調整
（a）→（d）へと、穿刺針を抜き差しして、徐々に角度をつけることを繰り返し、高輝度の点を血管内に誘導していく。

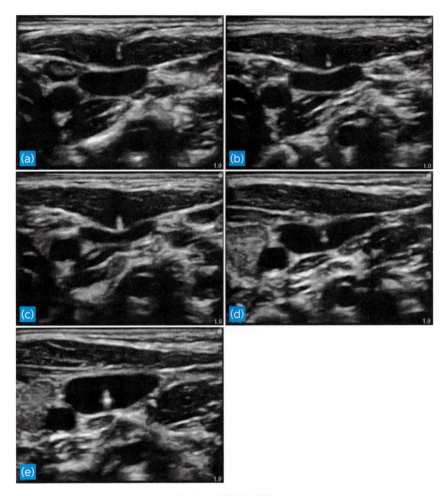

図 11　短軸交差法
(a) → (e) へと針先を高輝度の点として断続的に描出しながら進めていく。
(a) 針先が皮膚と血管前壁の間に描出され、血管の中心に向かっている。
(b) 針先が血管前壁の直上まで進んでいる。
(c) 血管前壁が tenting し、血管が押しつぶされている（ハートサイン）。
(d) 針先が血管内に入り、押されていた血管前壁がもとに戻りつつある。
(e) 穿刺針の外筒も血管内に入るように、針先を血管後壁近くまで十分に進めた。

2 | 長軸平行法

　長軸平行法では、超音波プローブを血管の走行に対して平行にあて、血管の長軸像を超音波画面上に描出し、プローブに対して平行に針を刺入する。針全体を線として描出しながら進めて行く穿刺法である。うまく針を描出できれば、穿刺の全過程が真の意味でのリアルタイム穿刺となる。針先が血管内に入る瞬間が非常にわかりやすく、小児患者においても血管後壁の貫通を防ぐことが可能となる[9]。しかし、穿刺中は周囲の構造物との位置関係がわからないことと、技術的にやや難しいことが難点である。

1 穿刺体位

　穿刺体位は、基本的には短軸交差法に準ずる。長軸平行法が小児、特に小さな新生児や乳児で普及していない一番の理由は、必要な穿刺スペースが確保しにくいことである[13]。短軸交差法に比べて、長軸平行法ではさらに広い穿刺スペースを確保するために、可能な限り頸部を対側に傾けた方が穿刺しやすい。それにより内頸静脈と総頸動脈の重なりが増加することは述べたが、穿刺スペースが広くなるメリットの方が大きい。スペースが狭いと穿刺針を寝かせることができず、穿刺角度を調整することが困難となる。動静脈の重なりが増加しても、長軸平行法で針先を正確に描出することができれば、後壁貫通を防ぐことができる。

2 プレスキャン

　長軸平行法では、超音波断面・血管の中心・穿刺針、という3つの軸を確実に一致させる必要がある（図12a）。図12bのように穿刺針が超音波断面からずれると、先端位置を誤認してしまう危険である（図13）。超音波断面と血管の中心を合わせるには、Tokumineらにより提唱されているthree-step methodsが非常に有用である[14]。まず、血管の短軸像を描出し、周囲の構造物との位置関係を確認する。次にプローブを90°回転させて、長軸像を描出する。これだけで十分な血管の長軸像が描出できればよいが、血管径が細い場合には難しいことが多い。それなりの長軸像が描出できたら、まずプローブの頭側を固定したまま尾側を扇状に動かし、血管の中枢側がもっとも太く描出される位置を探す。今度はプローブの尾側をその位置に固定したまま頭側を扇状に動かし、血管の遠位側がもっとも太く描出される位置を探

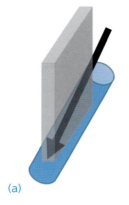 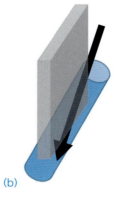

図 12 長軸平行法における 3 つの軸（超音波断面、血管の中心、穿刺針）
(a) 3 つの軸がすべて一致している。
(b) 超音波断面と血管の走行は一致しているが、穿刺針がずれていて、先端は超音波断面から外れている。

す。この操作を納得が行くまで繰り返し、プローブ（超音波断面）と血管の中心を一致させる（図 14）。このプローブ操作は両手を用いて行うとやりやすい。

3 消毒、CRBSI 予防

短軸交差法に準ずる。

4 長軸平行法による穿刺

超音波断面と血管の中心を一致させて血管の長軸像が描出できたら、その手を絶対に動かさないようにして画像を維持するが、これがもっとも難しい。プローブを持つ手を患者や手術台に当ててしっかりと固定する。ベストの画像を描出したら、あとは麻酔科医が普段行っている平行法による超音波ガイド下神経ブロックと同様に、3 つ目の軸である穿刺針が超音波断面と血管の軸と合うように穿刺していけばよい。長軸平行法では短軸交差法に比べて穿刺角度が緩やかになり、穿刺針が血管前壁を押している様子（図 15a）や、前壁を突き破って血管内に入った瞬間（図 15b）がわかりやすい。血管内に入ったあとも、後壁を貫通しないようにていねいに針先端を描出しながら十分に深く進めていき、外筒をカニュレーションすることも可能である。

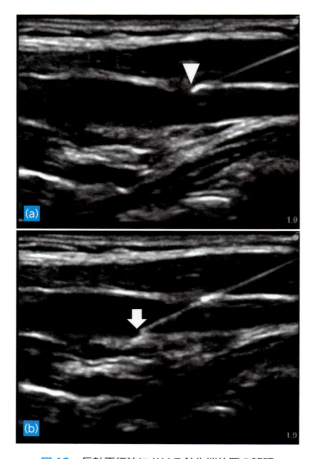

図 13 長軸平行法における針先端位置の誤認
(a) 穿刺針の先端と思われる部分（矢頭）が血管前壁付近で高輝度に描出されている。
(b) 針を動かさずにプローブを微調整すると、先端と思われたのは針の軸の部分であり、真の針先（矢印）はすでに血管後壁に接していた。

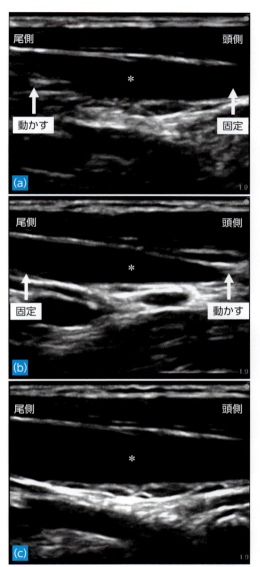

(a) プローブの頭側（画面右側）を固定したまま尾側（画面左側）を扇状に動かし、血管の中枢側がもっとも太く描出される位置を探す。この状態では、血管の中枢側は超音波断面とまだ合っていない。

(b) （a）の操作により血管の中枢側（画面左側）が血管の中心とほぼ一致したので、今度はそこを固定したままプローブの頭側（画面右側）を扇状に動かし、血管の末梢側がもっとも太く描出される位置を探す。この状態では、血管の末梢側は超音波断面とまだ合っていない。

(c) （a）、（b）の操作により、血管の中枢側、末梢側がともにプローブ（超音波断面）と一致し、血管の中心を通る真の長軸像が描出されている。

図 14 Three-step methods[14]による血管（内頸静脈）の長軸像の描出
＊：内頸静脈

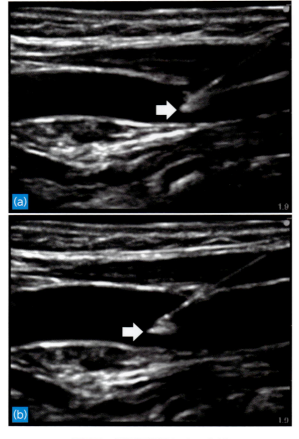

図 15　長軸平行法による穿刺
(a) 針先（矢印）が血管前壁を押している。
(b) 針先（矢印）が血管内に入り、押されていた前壁がもとに戻っている。

どうしても頸部のスペースが狭くて、血管を描出できても針を刺入するのが困難である場合には、プローブを尾側に平行移動させ、鎖骨をまたぐように当てるとよい。新生児や乳児では鎖骨の上にプローブを置いても内頸静脈をきれいに描出することが可能である[9]（図 16）。プローブが浮いてうまく描出できない時は、滅菌ゼリーをやや多めに用いるとよい。

i）ガイドワイヤー挿入

　ここから先は、短軸交差法、長軸平行法に共通である。穿刺針外筒が十分

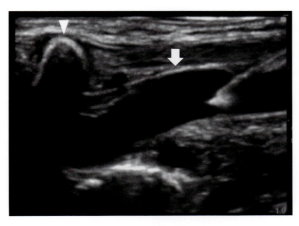

図 16 鎖骨の上にプローブを置いて内頸静脈を長軸平行法で穿刺している
矢頭：鎖骨　矢印：内頸静脈

血管内に入ったら内針を抜去して血液の逆流を確認し、ガイドワイヤーを挿入する。穿刺針外筒にガイドワイヤーを通す時に、外筒は多少なりとも曲がってしまう（図 17）。それにより、外筒が浅くなって血管外に逸脱してしまう可能性があるため、可能であれば完全に根元までカニュレーションしたい。22 G の外筒は太さ的にも長さ的にも安定感があり、ガイドワイヤーの影響を受けにくく、お勧めである。先端の形状がアングル型のガイドワイヤーであれば曲がりの影響は小さいが、J 型のガイドワイヤーでは大きく影響を受けてしまう。また、新生児や乳児期早期ではガイドワイヤーの挿入長にも注意する。深すぎると心臓内を刺激して不整脈や物理的な穿孔の可能性があるが、浅すぎて血管外に抜けてしまうのも避けなくてはならない。新生児においては、5 cm では浅すぎるが、10 cm では深すぎるという印象である。ここは細心の注意を払って行うべきところである。ガイドワイヤーを挿入したら、それを超音波で確認する[15,16]。短軸像のみでは、ガイドワイヤーが内頸静脈の後壁を貫通してその下を走行する動脈内に挿入されている可能性も否定できない。短軸像でできるかぎり中枢まで、そして長軸像でも描出し、ガイドワイヤーが静脈内にあることを確認する（図 18）。ガイドワイヤー挿入後は、ダイレーターによる拡張を行い、カテーテルを挿入する。

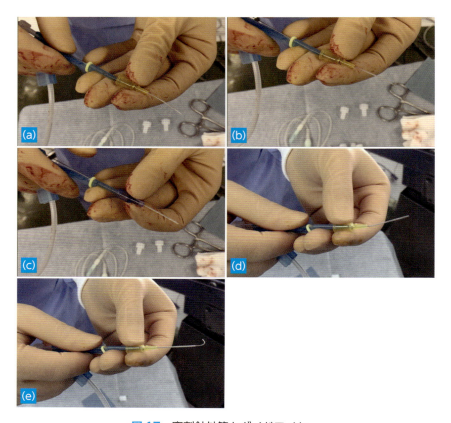

図 17 穿刺針外筒とガイドワイヤー
(a) 24 G 穿刺針（ベニューラ S クリア、TOP）の外筒内に 0.018 インチのアングル型ガイドワイヤーを通しており、外筒はやや曲がっている。
(b) アングル型ガイドワイヤーが外筒の先端から出て、外筒の曲がりは元に戻っている。
(c) 22 G 穿刺針（ジェルコ、スミスメディカル・ジャパン）の外筒内にアングル型ガイドワイヤーを通しているが、サイズが大きいためにビクともしない。
(d) 24 G 穿刺針（ベニューラ S クリア、TOP）の外筒内に 0.018 インチの J 型ガイドワイヤーを通しており、外筒が大きく曲がっている。
(e) J 型ガイドワイヤーが外筒の先端から出て、外筒の曲がりは元に戻っている。

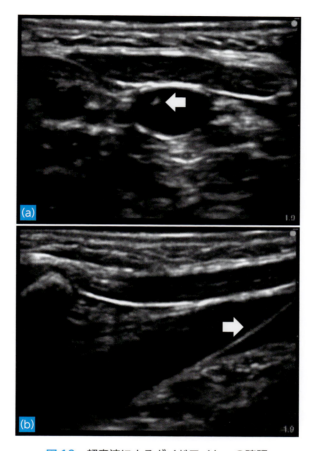

図 18　超音波によるガイドワイヤーの確認
(a) 短軸像でガイドワイヤー（矢印）が内頸静脈内にあるのが確認できる。
(b) 長軸像でガイドワイヤー（矢印）が内頸静脈内にあり、血管後壁に沿って中枢側に挿入されているのが確認できる。

ii) 留置長および固定

　右内頸静脈から挿入した中心静脈カテーテルの理想的な先端位置は、「気管分岐部レベルの上大静脈内」とされている[17]。気管分岐部より尾側に存在する心膜翻転部よりさらに心臓側で中心静脈カテーテルの先端による血管や心臓の穿孔がおこると、心タンポナーデとなる危険性があるため、深くなりすぎないように注意する。

　超音波ガイド下短軸交差法で穿刺して先端位置が気管分岐部となることを目標とした場合の留置長（cm）の計算式を紹介する。

・0.062×（身長［cm］）+ 2.24[18]
・0.039×（身長［cm］）+ 3.872[19]

　しかし、実際には穿刺部位が数mm異なれば理想的な挿入長も変わってくるので、計算式は参考程度とする。挿入長は身長の何％と決めている施設もあると思うが、身長が高くなるほどその数字は小さくする必要があることに注意する[18]。また、首の向きによってもカテーテル先端位置の深さは変化する。基本的には、右内頸静脈からカテーテルを挿入した場合は、左側を向いた時に先端位置は深くなり、右側を向いた時に浅くなる。長軸平行法では穿刺部位がやや頭側になることが多いため、短軸交差法で穿刺した場合よりも少し深めに挿入する必要がある。

　固定方法は各施設により異なると思うが、小児では挿入長が短いために特に大事である。少し浅くなることで近位孔(SMAC™ Plus Argyle™ Fukuroi Cardinal Health、17 G Double lumen では先端から約1.3 cmに近位孔が開口している）が血管外に逸脱してしまう可能性があるため、最低でも4.5 cmは挿入したい。適度な強さで抜けないように、しかしカテーテル内腔を閉塞しないように、そして折れ曲がらないように注意しながら固定する必要がある。挿入に成功しても、しっかりと固定するまでは気を抜けない。

引用文献

1. Troianos CA, et al. Special articles：guidelines for performing ultrasound guided vascular cannulation：recommendations of the American Society of Echocardiography and the Society Of Cardiovascular Anesthesiologists. Anesth Analg 2012；114：46-72.
2. Nakayama Y, et al. Ultrasound-guided peripheral vascular catheterization in pediatric patients：a narrative review. Crit Care 2020；24：592.
3. Gwak MJ, et al. Effects of head rotation on the right internal jugular vein in infants and young children. Anaesthesia 2010；65：272-6.

4. Morita M, et al. A novel skin-traction method is effective for real-time ultrasound-guided internal jugular vein catheterization in infants and neonates weighing less than 5 kilograms. Anesth Analg 2009；109：754-9.

5. Kayashima K, et al. A case report of an accidental vertebral arterial puncture videotaped during central venous catheterization in a child undergoing a ventricular septal defect repair. Paediatr Anaesth 2012；22：311-2.

6. 德嶺譲芳．CVC インストラクターズ・ガイド Ver. 3．日本医学シミュレーション学会．東京．2016．http://jams.kenkyuukai.jp/special/?id=7184［accessed 4 February 2024］

7. O'Grady NP, et al. Guidelines for the prevention of intravascular catheter-related infections. Clin Infect Dis 2011；52：e162-93.

8. Guideline for Ultrasound Transducer Cleaning and Disinfection. Ann Emerg Med 2018；72：e45-7.

9. Takeshita J, et al. Long-Axis In-Plane Approach Versus Short-Axis Out-of-Plane Approach for Ultrasound-Guided Central Venous Catheterization in Pediatric Patients：A Randomized Controlled Trial. Pediatr Crit Care Med 2020；21：e996-e1001.

10. Tercan F, et al. Comparison of ultrasonography-guided central venous catheterization between adult and pediatric populations. Cardiovasc Intervent Radiol 2008；31：575-80.

11. Clemmesen L, et al. Dynamic needle tip positioning—ultrasound guidance for peripheral vascular access. A randomized, controlled and blinded study in phantoms performed by ultrasound novices. Ultraschall Med 2012；33：e321-5.

12. Takeshita J, et al. Superiority of Dynamic Needle Tip Positioning for Ultrasound-Guided Peripheral Venous Catheterization in Patients Younger Than 2 Years Old：A Randomized Controlled Trial. Pediatr Crit Care Med 2019；20：e410-4.

13. Tadokoro T, et al. The three-step method for ultrasound-guided pediatric internal jugular venous catheterization：a clinical trial. J Anesth 2015；29：131-3.

14. Tokumine J, et al. Three-step method for ultrasound-guided central vein catheterization. Br J Anaesth 2013；110：368-73.

15. Kayashima K, et al. Longitudinal ultrasound images of guidewires placed in the internal jugular veins of children. Paediatr Anaesth 2012；22：585-6.

16. Gillman LM, et al. Ultrasound confirmation of guidewire position may eliminate accidental arterial dilatation during central venous cannulation. Scand J Trauma Resusc Emerg Med 2010；18：39.

17. 日本医療機能評価機構 認定病院患者安全推進協議会CVC検討会．中心静脈カテーテル挿入・管理に関する指針（改定第3版2020）.

18. Yamamoto T, et al. A new way to determine correct depth of central venous catheter insertion using a real-time ultrasound-guided insertion technique in pediatric patients. Paediatr Anaesth 2019；29：368-76.

19. Maddali MM, et al. The Optimal Length of Insertion for Central Venous Catheters Via the Right Internal Jugular Vein in Pediatric Cardiac Surgical Patients. J Cardiothorac Vasc Anesth 2020；34：2386-91.

2 小児の超音波ガイド下 末梢動静脈カテーテル留置

　小児患者の末梢動静脈カテーテル留置は、視認や触知をもとにした解剖学的穿刺法（ブラインド穿刺）では非常に困難なことがある。また、一度失敗してしまうと、出血や血腫、血管攣縮などにより、2回目以降の穿刺難易度は非常に高くなるため、何とかして初回穿刺で成功したいところである。末梢動静脈においても、超音波ガイド下穿刺を習熟すれば、かなりの高確率で初回穿刺で成功することが可能となる。

1 | 末梢動脈カテーテル留置

1 穿刺部位

i) 橈骨動脈

　小児の末梢動脈カテーテル留置における穿刺部位の第一選択は成人と同様に橈骨動脈である。固定性もよく、合併症も少ないため、一般的に選択されることが多い[1]。

ii) 足背動脈・後脛骨動脈

　小児心臓血管外科手術などの特殊な状況では、下肢の動脈圧モニタリングを必要とすることがある。大腿動脈にカテーテルを留置するのは比較的容易かもしれないが、特に5歳未満の小さい児は虚血や後腹膜血腫、感染性合併症の懸念がある[2]。日本で小児心臓血管外科手術が施行されている施設に対して行われたアンケート結果によると、下肢の動脈圧モニタリングが必要な場合に大腿動脈を選択する施設もあるが、多くの施設が足背動脈や後脛骨動脈を選択している[1]。DNTPを用いれば足背動脈や後脛骨動脈も橈骨動脈と同程度に成功率が高く[3,4]、小児では穿刺部位の選択肢に十分なりうる。

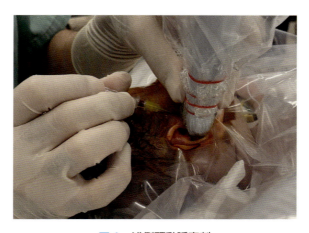

図1 浅側頭動脈穿刺
DNTPを用いた短軸交差法による超音波ガイド下穿刺で右浅側頭動脈を穿刺し、血液の逆流を認める。

iii) 尺骨動脈の可能性

　尺骨動脈は、側副血行の問題、尺骨神経に近接している、体表から触れにくい、などの理由で歴史的に避けられてきた。しかし小児患者、特に新生児では、超音波で確認すると橈骨動脈より血管径や断面積が大きいことが多く、穿刺部位の選択肢となりうる[5,6]。また、小児患者の尺骨動脈から動脈圧ラインを挿入した場合の虚血性合併症および感染性合併症の頻度は橈骨動脈や大腿動脈と変わらなかったという観察研究も報告されている[7]。大阪母子医療センター（以下当院）でも、上肢の動脈圧モニタリングが必須であるが橈骨動脈が明らかに細いために穿刺に不適であると判断した場合に尺骨動脈を選択しているが、今のところ重大な合併症は起こっていない。プレスキャンで橈骨動脈と尺骨動脈の大きさや深さを比較し、穿刺しやすい方を選択するという手もありかもしれない[6]。

iv) 浅側頭動脈（図1）

　めったに必要となることはないが、Norwood手術などの右上肢の動脈圧モニタリングが必要で、かつ右鎖骨下動脈起始異常があって橈骨動脈や尺骨動脈を選択できない時にリクエストされることがある。血管に可動性があり、難易度はかなり高いが、テープや指でしっかりと皮膚を牽引することが成功の秘訣である。

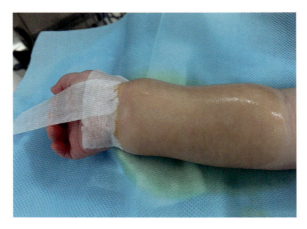

図 2 橈骨動脈穿刺時のテープ固定
手関節を背屈し、短く切ったテープを用いて T 字状に二重に重ね合わせて貼っている。

2 穿刺準備・プレスキャン

　橈骨動脈の場合、手首の下にガーゼなどで作成した適度な大きさのロールを入れ、背屈させる。そして穿刺部位より末梢側をテープを用いて牽引し、手術台などに貼りつけ、皮膚と血管に適度な緊張を与える（図 2）。足背動脈では、足関節をやや底屈させて[8]テープで固定するが（図 3）、底屈が強すぎると動脈がつぶれやすいので注意を要する。後脛骨動脈では、穿刺部の皮膚に皺がよりやすく、超音波画像が描出不良となりやすい。足関節の外旋および背屈が有用で[8]、新生児や乳児など体格が小さい場合には、股関節を屈曲させるとやりやすい（図 4）。消毒液でテープが剥がれてくることがあるため、短く切ったテープを用いて T 字状に二重に重ね合わせて貼ると剥がれにくい。中心静脈の場合と同様に、プレスキャンで血管の走行を確認する。

3 消毒、CRBSI 予防

　動脈カテーテルの CRBSI の頻度は 1,000 カテーテル挿入日あたり 0.92〜9.3 と報告されており、中心静脈カテーテルの 1.09〜12 に比べて決して低くないといえる数字である[9〜12]。CRBSI は死亡率上昇、入院日数増加、集中治療室滞在日数増加、コスト増加と関連しており、予防が非常に大切である[13〜15]。

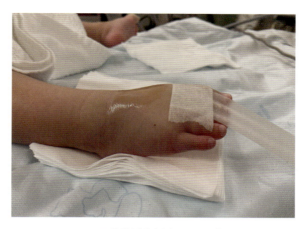

図3 足背動脈穿刺時のテープ固定
足関節をやや底屈し、短く切ったテープを用いてT字状に二重に重ね合わせて貼っている。

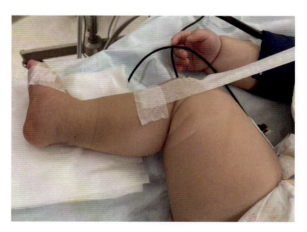

図4 後脛骨動脈穿刺時のテープ固定
股関節を屈曲し、足関節を外旋および背屈して、短く切ったテープを用いてT字状に二重に重ね合わせて貼っている。

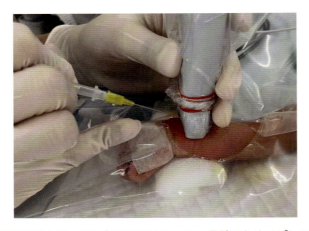

図 5 末梢動脈カテーテル留置における CRBSI 予防のためのプレコーション
クロルヘキシジンアルコールによる皮膚消毒、滅菌手袋、穴あきドレープ、清潔プローブカバーが使用されている。術野が不潔にならないように、穴あきドレープは少し折りたたむようにしてかけている。

2011 年の Centers for Disease Control and Prevention (CDC) のガイドラインでは、動脈カテーテル留置時には、0.5％以上のクロルヘキシジンアルコールまたはポビドンヨードを用いて皮膚消毒を行い、滅菌手袋、滅菌穴あきドレープを使用することが推奨されているが、超音波ガイド下穿刺についての記載はない[16]。2018 年の American College of Emergency Physicians の超音波ガイド下に行う経皮的な手技に関するガイドラインでは、清潔プローブカバーと滅菌ゼリーの使用が推奨されている[17]。したがって、超音波ガイド下動脈カテーテル留置時には、両ガイドラインを組み合わせたプレコーションで行うのがよいだろう（図 5）。中心静脈カテーテルと違って、ガウンまでは必要ないとされている[16]。前述の日本のアンケート結果によると、手術室での超音波ガイド下動脈カテーテル留置時に前記プレコーションをすべて遵守していると回答したのは 59 施設中わずか 5 施設（8.5％）であった[1]。しかも、驚くべきことに、約半数の 29 施設が消毒・滅菌手袋・滅菌穴あきドレープ・清潔プローブカバーのいずれも使用しないと回答した。小児の動脈カテーテル留置は難しく、煩雑なプレコーションを行うのは忙しい麻酔導入中にはそぐわないという意見もあるかもしれない。しかし、穿刺に難渋する時

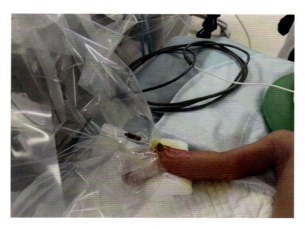

図 6　穴あきドレープを剥がす際の注意点
カテーテル挿入後、穿刺針の内針を入れたままドレープをていねいに剥がしていく。

こそ、しっかりとしたプレコーションを行ってCRBSI予防を確実にして欲しい。当院では直径 6 cm の穴あきドレープを使用している。当然のことであるが、穴の中に消毒されていない部分が出てこないように消毒範囲は広めにすることと、新生児などでは手足が細いため、ドレープは少し折りたたむようにしてかけるのがポイントである（図 5）。また、挿入に成功したあと、ドレープを剥がす際には穿刺針の内針を抜いてしまうと出血を止めることができないため、入れたままにしておくとよい（図 6）。清潔操作で挿入したあとは、当然ドレッシング剤も清潔で貼る必要があり（図 7）、抜けるのを恐れて非滅菌の強固なテープを刺入部に貼るのは避けるべきである（図 8）。

4　短軸交差法による穿刺

　穿刺手技については動静脈ともにほとんど共通であるため、その解説は次項の「2. 末梢静脈カテーテル留置」（p31）で行う。

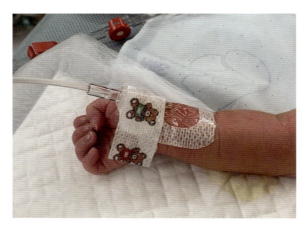

図 7 推奨される固定方法
清潔のドレッシング剤を用いて固定している。実際にはこのあとループを作成する。

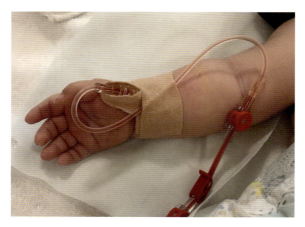

図 8 避けるべき固定方法
非滅菌の強固なテープを刺入部に貼っているが、推奨されない。

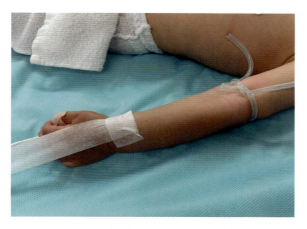

図9　橈側皮静脈穿刺時のテープ固定
穿刺部位より末梢側から手術台にむけてテープを貼り付け、穿刺部位の皮膚を牽引している。短く切ったテープを用いてT字状に二重に重ね合わせて貼っている。

2 末梢静脈カテーテル留置

1 穿刺部位

　小児の末梢静脈カテーテル留置における穿刺部位の第一選択は、ブラインド穿刺ならば、視認や触知で走行を把握しやすい手背静脈であろう。しかし、手背静脈を超音波ガイド下に穿刺しようと思うと、穿刺体位に工夫が必要でかなり難しい。超音波ガイド下穿刺に限れば、橈側皮静脈は大伏在静脈や手背静脈に比較して血管径が太く、成功率が高いため、最適な穿刺部位といえる[18]。大伏在静脈も超音波ガイド下穿刺の成功率が高く[19]、小児では臨床的にかなり使いやすい穿刺部位である。

2 穿刺準備・プレスキャン

　末梢静脈では、まず駆血帯を用いて穿刺部位より中枢を駆血する。次に穿刺部位より末梢側をテープを用いて牽引し手術台に貼り付け、皮膚と血管に適度な緊張を与える（図9）。ブラインド穿刺では利き手と逆の手で皮膚を手前に引っ張り、皮膚と血管に適度な緊張を与えて穿刺を行うが、超音波ガイド下穿刺ではそれができないため、テープで代用する。大伏在静脈では、足

関節を外旋およびやや底屈しながらテープ固定を行うとやりやすい（図10）。中心静脈や末梢動脈の場合と同様に、プレスキャンで血管の走行を確認する。

3 消毒、CRBSI 予防

CDC のガイドラインでは、末梢静脈カテーテル留置時の消毒は70％以上のアルコール製剤でもよく、皮膚消毒の後に穿刺部位に触れないなら未滅菌の手袋でもよいとされているが、動脈カテーテルの場合と同様に超音波ガイド下穿刺についての記載はない[16]。超音波プローブは穿刺部位に触れる可能性が高く、また、経皮的な超音波ガイド下手技のガイドラインからも、清潔カバーまたはドレッシング材で覆う必要があるだろう[17]（図11）。皮膚に接触する部位に触れずにそれらを装着するためには、滅菌手袋を使用したほうがやりやすいかもしれない。

4 短軸交差法による穿刺

ここから先は、動脈・静脈に共通である。

ⅰ）血管の描出

プレスキャンで血管の走行を確認したら、穿刺部位を決定し、そこで血管の短軸像を描出する。小児の血管は、超音波プローブに少し力を入れるだけで容易につぶれて見えなくなってしまう。しかし、密着が弱いと穿刺時に皮膚とプローブの間に隙間ができて、画像の描出が悪くなってしまう（図12）。したがって、プローブと皮膚の適度な密着が必要である。足背動脈は特につぶれやすいため（図13）、滅菌ゼリーを多めに用いてあまり力を入れずに画像描出を維持するのも有効である。

ⅱ）穿刺開始・針先の描出

短軸交差法を用いてプローブの直下を穿刺し、まず皮膚と血管前壁の間に針先を描出する。末梢動静脈は中心静脈より浅い部位にあるため、穿刺角度に注意しないと、針先が超音波画面上に描出される前に血管に当たってしまう可能性がある。「1. 小児の超音波ガイド下中心静脈カテーテル留置」（p2〜）でも述べたが、超音波プローブには厚みがあり、針先がプローブの中心から出る超音波ビームに達するまでは真の針先は描出されない。理論上は、2 mm の深さの血管であれば約18°、3 mm の深さの血管であれば約27°の角度でプローブの直下から穿刺していくと丁度よい（図14）。しかし、実際には穿刺中に角度を測れるわけではないので、修練を繰り返して深さに対

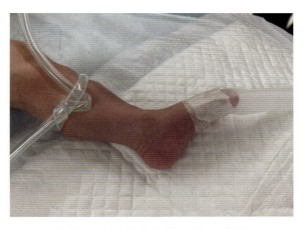

図 10　大伏在静脈穿刺時のテープ固定
後脛骨動脈穿刺時とは対照的に、足関節を外旋およびやや底屈し、穿刺部位より末梢側から手術台にむけてテープを貼り付け、穿刺部位の皮膚を牽引している。短く切ったテープを用いてＴ字状に二重に重ね合わせて貼っている。

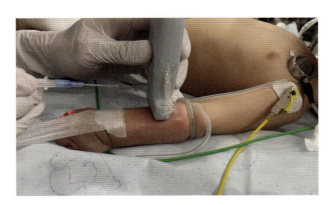

図 11　末梢静脈カテーテル留置における CRBSI 予防のためのプレコーション
アルコールで皮膚消毒し、未滅菌手袋を使用して穿刺している。超音波プローブはドレッシング材でカバーされている。

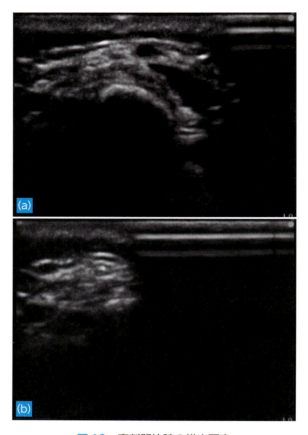

図 12 穿刺開始時の描出不良
(a) 橈骨動脈の短軸像がきれいに描出されている。
(b) 穿刺により皮膚とプローブの間に隙間ができ、画面の右半分が見えなくなっている。

する適切な角度を体得していく必要がある。また、針がなかなか描出されず、このまま進めていいのか不安な時は、プローブを針の進行方向にswingし、超音波ビームを手前に傾けて針先を描出するテクニックも有用である（図15）。針先が描出され、血管の中心とずれている場合には、一度完全に針を抜いて、そのずれをもとに修正して穿刺しなおす。納得がいくまで何度も穿刺しなおすことが重要である。小児、特に新生児から乳児の末梢動静脈の血管径は1mm程度と非常に細く[3,4,20]、穿刺針外筒（24Gカテーテルでも外径

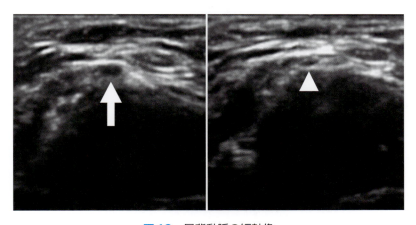

図 13　足背動脈の短軸像
左図では足背動脈(矢印)がはっきりと描出されているが、右図ではプローブの圧迫によりつぶれている(矢頭)。

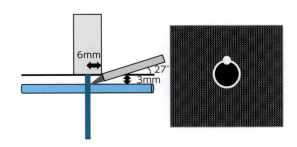

図 14　深さ 3 mm の血管の場合の理想的な穿刺角度
約 27°の角度でプローブの直下から穿刺すると、血管の直上に針先が到達したと同時に超音波ビームにも到達するため、高輝度の白い点が超音波画面上で血管の直上に描出される。

0.7 mm)と比較してあまり余裕がないため、正確に中心を貫く必要がある。

iii) DNTP

　針先が血管の中心に向かっているのが確認できたら、前述の DNTP(p10 図 9 参照)の出番である。DNTP は中心静脈よりも血管径の細い末梢動静脈でより威力を発揮すると考える。穿刺針と超音波プローブを交互に平行移動させながら、針を血管前壁の直上まで誘導する。そこで前壁を貫通して血液の逆流が確認できてからも、さらに 2〜3 回ほど穿刺針と超音波プローブの平

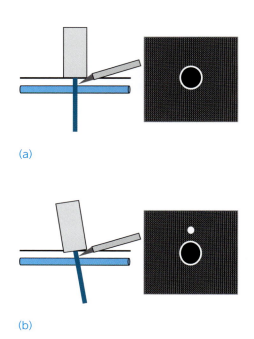

図 15 プローブを傾けて針先を描出するテクニック
(a) 針先が超音波ビームに到達していないため、超音波画面上に描出されていない。
(b) プローブを針の進行方向に swing し、超音波ビームを手前に傾けることにより針先が描出されている。

行移動を繰り返し、白い高輝度の点（真の針先）が常に血管内腔の中心で点滅を繰り返すように、時に左右に調整しながら針を進める。カテーテルの外筒が十分に血管内に入ったと判断したらカニュレーションを行う。また、針の持ち方は非常に重要である。超音波画面から目を離さずに穿刺していると、血液の逆流を自分で確認する余裕がないことがある。そんな時、周囲の人に逆血確認をしてもらえると非常にありがたいので、穿刺針のハブの部分は持たずに、もっと後ろの方を持つようにするとよい（図 16）。DNTP を用いずに短軸交差法で超音波ガイド下穿刺を行っていた時は、深さ 4 mm 以上の末梢動脈や、血管径の細い末梢静脈では成功率が低いのが課題であった[18,21]（注）。しかし、DNTP を用いて穿刺のすべての工程を超音波ガイド下にすることにより、そのような末梢動静脈でも成功率が上昇することがわ

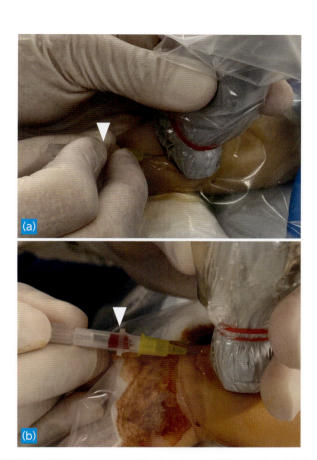

図 16 穿刺針の持ち方の違いによる血液逆流の見え方の違い
(a) 穿刺針のハブの部分（矢頭）を持って穿刺しているため、血液逆流があっても周囲からは見えにくい。
(b) 穿刺針の端を持って穿刺しているため、ハブ内の血液逆流（矢頭）が周囲から見やすい。

かった[20,22]。今や超音波ガイド下穿刺にDNTPを用いない理由はないであろう。後脛骨動脈では少しコツがいるかもしれない。図4のようにしてなるべく穿刺部位の皮膚の皺をとって描出を良好にする必要があるが、それでも針とプローブを進めていくうちに描出が悪くなることがある。後脛骨動脈は足関節付近で浅い位置から深く潜り込むように走行することが多いため、皮膚に対してまっすぐプローブを当てたまま頭側に平行移動していくと、超音波の入射波が血管前壁に斜めに当たり、反射波がほとんど返ってこないため、動脈の描出が不明瞭となる（図17a、b）。プローブを針の進行方向にswingし、超音波ビームが血管前壁になるべく垂直に当たるように調整すると、動脈の描出が改善する（図17c、d）。

（注）カテーテル留置成功に寄与する因子について

　小児患者に対してDNTPを用いずに短軸交差法で超音波ガイド下穿刺を行った場合のカテーテル留置成功に寄与する因子は、多変量解析の結果、動脈では血管の深さ[21]、静脈では血管径であった[18]。動脈では、皮膚から血管までの距離が2mm未満と浅い場合や4mm以上と深い場合に比較して、その間の2～4mmの場合に成功率が高くなるという結果であった[21]。その理由として考えられるのは以下である。浅い場合には超音波画像上に針先を描出するためのスペースが狭く、穿刺角度を相当小さくする必要があり、針先を描出できずに意図せずして血管の端をかすめて失敗する可能性が高い。深い場合も針の視認性が悪くなり、また、血管に当たっても角度がつくためにカニュレーションが難しい。静脈では、単純に血管径が太いほど成功率が上昇するという結果であった[18]。ではDNTPに限定したらどうなのかと思い、動脈のみの研究で多変量解析を行ったところ、穿刺成功に寄与する因子は血管径と21トリソミーであり、血管の深さは影響しなかった[4]。DNTPを用いることにより深さの問題は克服されたが、やはり血管径が細い場合は心して穿刺する必要があると考える。21トリソミーについては、いくつかの研究で動脈、静脈ともに穿刺困難であることがいわれている[21,23~25]。その理由は不明であるが、皮膚・皮下組織の異常や血管攣縮が動脈カテーテル留置に影響を及ぼすと考えられている[21,23]。さらに、21トリソミーの患者では、橈骨動脈が低形成である場合や、欠損していることもある[26]。当院では21トリソミー患者で橈骨動脈が超音波画像上細い場合には、積極的に後脛骨動脈や足背動脈を選択している。

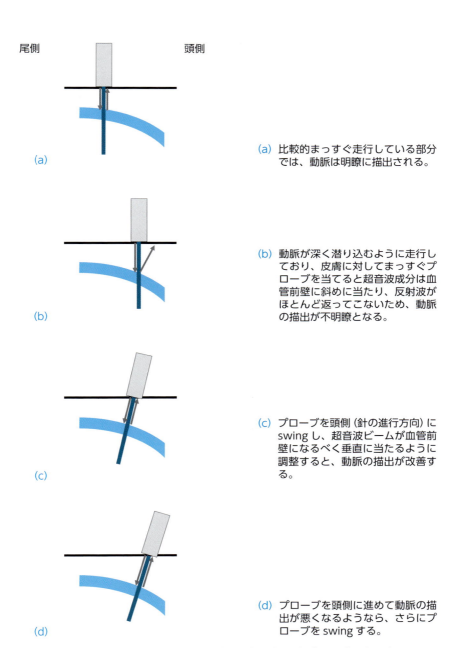

図17　足関節付近の後脛骨動脈の走行と超音波プローブの当て方
矢印：入射波および反射波

> **コラム 1** ネットワークメタ解析
>
> 　筆者は DNTP を用いた小児の超音波ガイド下血管穿刺に関する一連の研究を行ってきたが、その後、流行り（？）に乗じてネットワークメタ解析もやってみた。小児の末梢動静脈カテーテル留置で①DNTP、②DNTP を用いない短軸交差法による超音波ガイド下穿刺（non-DNTP）、③ブラインド穿刺、の 3 つの手技の成功率を比較しているランダム化比較試験（RCT）を検索し、ネットワークメタ解析を行った。動脈では 8 つの RCT（n＝698）が include され、DNTP は non-DNTP（リスク比 1.76［95％信頼区間：1.26-2.44］）およびブラインド穿刺（リスク比 3.45［95％信頼区間：2.51-4.74］）に比べて小児の末梢動脈カテーテル留置の初回成功率を上昇させるという結果が得られた[27]。静脈では 7 つの RCT（n＝898）が include され、DNTP は non-DNTP（リスク比 1.43［95％信頼区間：1.07-1.92］）およびブラインド穿刺（リスク比 1.67［95％信頼区間：1.33-2.09］）に比べて小児の末梢静脈カテーテル留置の初回成功率を上昇させるという結果が得られた[28]。DNTP はブラインド穿刺より有用であることはもちろんのこと、non-DNTP よりも有用であることが示されたといえる。

5　長軸平行法による穿刺

　血管径の細い末梢動静脈に対して長軸平行法で穿刺するのは非常に難しいだろう。著者も正直あまり自信はなく、基本的には行っていない。ただ、細い内頸静脈を穿刺する場合を想定した練習にはなるので、比較的太い末梢動静脈に巡り合った時には敢えて長軸平行法で穿刺し、修練を積んでいる（図18）。小児の動脈カテーテル留置を長軸平行法で行った報告もあり、初回成功率は橈骨動脈で 83％、後脛骨動脈で 75％と比較的高い数字である[8]。施行者の慣れによるところも大きいだろうが、日常臨床で末梢動静脈穿刺に長軸平行法を使用している研究者がいることに脱帽である。

6　穿刺成功率を上げる工夫

i）ガイドワイヤー

　DNTP を用いて直接カニュレーションできればよいが、不運にも血管後壁

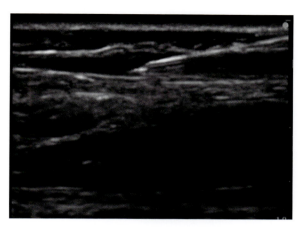

図18 長軸平行法による末梢静脈穿刺
比較的太い橈側皮静脈を長軸平行法で穿刺している。

を貫通してしまい、血液の逆流が止まってしまうことがある。その場合、カテーテル外筒をゆっくり引き戻して、血液の逆流を確認できる部位でガイドワイヤーを使用して挿入するとよい。当院ではBDインサイト-A[TM]末梢動脈用カテーテル22G（日本ベクトン・ディッキンソン株式会社）に付属しているガイドワイヤーを使用している（図19）。末梢静脈の場合にも使用できるが、後壁を貫通して挿入した場合には使用中の血管外漏出に注意が必要である。

ii) センターライン

小児患者の穿刺に用いられる24Gおよび22Gのカテーテルの外径はそれぞれ0.7mm、0.9mmであり、1mm前後の末梢動静脈の血管径に対してあまり余裕がないため、可能な限り正中を穿刺したいところである。センターラインを使用できる超音波装置であれば（図20）、センターラインを表示して血管の中心に合わせて、超音波プローブの正中マークの箇所（図21）を穿刺すれば、穿刺針は血管の中心に向かうはずである。プローブに結び目をつけて、超音波画像上でacoustic shadowを利用してセンターマークの代用とする方法もある[29]。

iii) 生理食塩液注入法（図22）

動脈では、皮膚から血管までの距離が2mm未満と浅い場合には針先を描

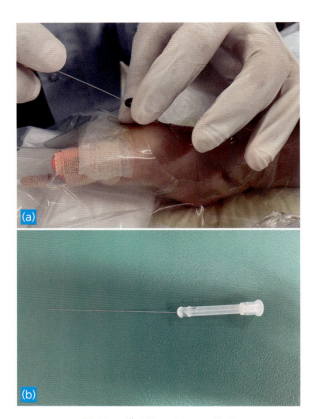

図19 ガイドワイヤーの使用
(a) 足背動脈を穿刺し、血液の逆流を確認できる部位でBDインサイト-A™末梢動脈用カテーテル22 G（日本ベクトン・ディッキンソン）に付属のガイドワイヤーを使用して挿入しようとしている。
(b) BDインサイト-A™末梢動脈用カテーテル22 G（日本ベクトン・ディッキンソン）に付属のガイドワイヤー

出するスペースが狭いために成功率が低くなるのは前述のとおりである[21]。その場合、皮下に生理食塩液を投与して血管を深く押し下げることにより、針を描出するためのスペースができる。また、生理食塩液内を通過する針の視認性が良くなり、その下の血管の描出も改善する（エンハンスメントアーチファクト[30]）。穿刺成功率の上昇に寄与するため[21]、選択肢として考慮しても良いと思われる。

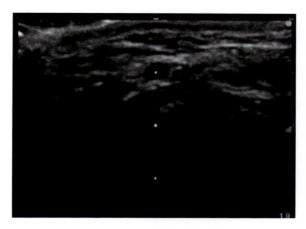

図 20　センターラインの使用
センターラインを表示させ、血管の中心に合わせている。

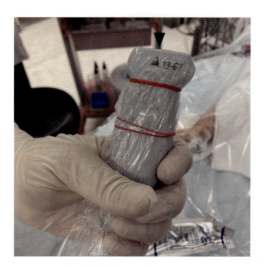

図 21　超音波プローブのセンターマーク
小児用 L25x/13-6 プローブ（富士フイルムメディカル）にはセンターマーク（矢頭）があり、穿刺の目安となる。

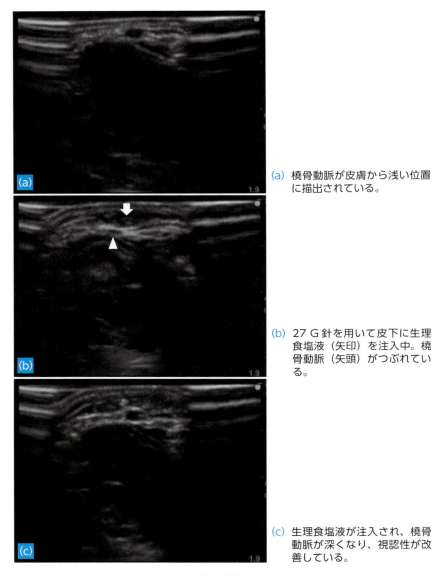

(a) 橈骨動脈が皮膚から浅い位置に描出されている。

(b) 27 G 針を用いて皮下に生理食塩液（矢印）を注入中。橈骨動脈（矢頭）がつぶれている。

(c) 生理食塩液が注入され、橈骨動脈が深くなり、視認性が改善している。

図 22　生理食塩液注入法

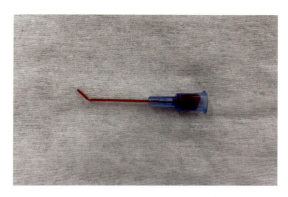

図 23　カテーテルの折れ曲がり
カテーテルが先端に近い部位で折れ曲がり、閉塞している。

> **コラム2**　挿入できた、と思ったら・・・
>
> 　末梢静脈で時折経験するが、DNTP 操作を行って確信をもってカテーテルを血管内に挿入したらやや抵抗を感じ、逆血が見られないことがある。カテーテルが血管内で折れ曲がってしまっていることが原因である（図23）[31]。ゆっくり引き抜いてきて折れ曲がりが解除されて挿入できる場合もあるが、多くの場合は再穿刺が必要となる。

7 カテーテルのサイズ選択

i) カテーテルの太さ

　小児に用いられることの多い 24 G、22 G のカテーテルは、外径がそれぞれ 0.7 mm、0.9 mm である。成人における研究では、橈骨動脈に挿入されたカテーテルの断面積が血管内腔の断面積の 20％を超えると血管閉塞の頻度が増加すると報告されている[32]。同様に、末梢静脈に挿入されたカテーテルの断面積が血管内腔断面積の 30％を超えると血管外逸脱の頻度が増加すると報告されている[33]。小児における同様の研究はないが、24 G カテーテルを挿入して動脈で 20％以内、静脈で 30％以内を達成するためには、血管を正円と仮定すると、動脈では 1.57 mm 以上、静脈では 1.28 mm 以上の血管径が必要となる[34]。小児の血管、特に動脈はこれより細いことが多いため、動脈で 20％以内、静脈で 30％以内を達成するのは難しいかもしれない。

ii) カテーテルの長さ

　24 G や 22 G のカテーテルの長さは、メーカーにより多少異なるが、それぞれ 19 mm、25 mm が一般的である。成人の末梢静脈における研究では、カテーテルの長さに対して、実際に血管内に入っている長さ（血管内挿入長）が 65％を下回ると、血管外逸脱の頻度が増加すると報告されている（図 24）[35]。小児で同様の報告はないが、仮に深さ 5 mm の静脈に 24 G カテーテルを 45°の角度で穿刺して挿入成功したとすると、皮膚から血管前壁までカテーテルが進む距離は約 7 mm となる。したがって、血管内挿入長は 19-7 ＝ 12 mm となるため、カテーテルの長さに対する血管内挿入長の割合は 12÷19×100≒63％となる（図 25）。65％をわずかに下回るため、血管外逸脱の頻度が増加するかもしれない。したがって、深さ 5 mm を超えるようであれば、もう少し角度をつけて（針を立てて）穿刺し、血管内挿入長を確保するか、長さ 25 mm の 22 G カテーテルを使用した方がよいかもしれない[34]。メーカーによっては、24 G でも長さが 25 mm ある製品もあるので、そちらを使用するのも一手である。

　以上をまとめると、小児のカテーテル選択に関する推奨はないが、血管径に対して太すぎないカテーテルを、深さに対して適切な長さのカテーテルを使用した方が良いだろう。

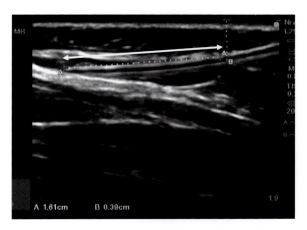

図 24 カテーテルの血管内挿入長（超音波画像）
長さ 25 mm の 22 G カテーテルが血管内に約 16.1 mm 挿入されている。16.1÷25＝0.644 となり、カテーテル全長の約 65％が血管内に挿入されていることになる。

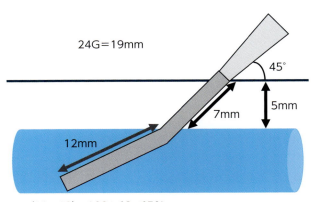

図 25 カテーテルの血管内挿入長（模式図）
深さ 5 mm の静脈に 24 G カテーテルを 45 度の角度で穿刺して挿入成功したとすると、皮膚から血管前壁までカテーテルが進む距離は約 7 mm となる。したがって、血管内挿入長は 19−7＝12 mm となるため、カテーテルの長さに対する血管内挿入長の割合は 12÷19×100≒63％となる。

8 超音波による点滴漏れの確認

　苦労して挿入した末梢静脈カテーテルが使用中に血管外に逸脱することがある。また、はじめから血管外に逸脱しているのに気づかずにそのまま使用してしまう場合もあるかもしれない。カテーテルが血管外に逸脱していれば、必要な薬物が投与されないという不都合だけではなく、刺入部付近の潰瘍、壊死などが起こる可能性もある[36]。一口に「点滴漏れ」と言っても、さまざまな意味で使われる。カテーテルの接続部が緩んでいたり外れたりして、固定するドレッシング材などの下に漏れている状態も「点滴漏れ」と表現されることがある。その場合は固定を剥がして接続を確実にすれば解決である。また、留置が長期間になると刺入部の孔が広がって、カテーテルは血管内にあるのに薬液を投与すると刺入部から漏れてくる、という場合がまれに起こり、これも「点滴漏れ」と表現されるだろう。その場合は、抜去してほかの部位に再挿入せざるをえないと思われる。本稿では、末梢静脈カテーテルが血管外に逸脱し、輸液や薬液が皮下などの血管外に漏れていることを「点滴漏れ」とする。点滴漏れを疑う場合に、血液逆流や自然滴下、薬液をスムーズに抵抗なく投与できることを確認する方法などが一般的に用いられていると思われるが、感度・特異度ともに高いとはいえない[37~39]。そんな時、超音波を用いて点滴漏れを確認する方法が有用であり、以下に紹介する。

ⅰ) 心エコーによる心腔内のマイクロバブルの確認

　経胸壁心エコーで心尖部または心窩部の四腔断面像を描出し、末梢静脈カテーテルから少量の生理食塩液（1~3 ml）などを注入すると、カテーテルが血管内にあれば右房内にマイクロバブルが出現する[39]（図26）。感度、特異度ともに100%であり、信頼性の高い確認方法であるが、心エコーがすぐに使える状況であることが求められる。また、穿刺時に後壁を貫通して引き戻してきて挿入した場合には、生理食塩液注入によりマイクロバブルが確認できても、後壁貫通部から漏れて腫脹してくる場合があるかもしれない。当然であるが、グレン手術やフォンタン手術後などで、大静脈が直接右房に流入していない場合には適用できない。

ⅱ) カラードプラによる確認

　末梢静脈カテーテル挿入部位より上流の静脈（上肢であれば腋窩静脈、下肢であれば大腿静脈など）を超音波を用いて短軸像で描出し、カテーテルから生理食塩液を投与してカラーフローパターンの見た目の変化を確認す

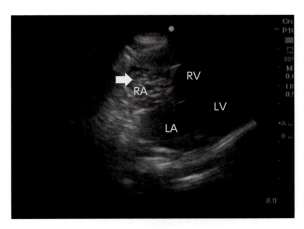

図 26　心エコーによる心腔内のマイクロバブルの確認
生理食塩液注入後、心窩部四腔断面像で右房内にマイクロバブルを認める（矢印）。
RA：右房、RV：右室、LA：左房、LV：左室

る[37,38]（図 27）。小児患者で感度 100％、特異度 100％であり[37]、成人においても血液逆流・自然滴下・スムーズな薬液投与に比べて有用な方法であると報告されている[38]。視覚的にわかりやすいが、麻酔中ではなく体動がある小児患者の腋窩静脈の描出には少し苦労するかもしれない。後壁を貫通した場合に注意が必要なのは前述のマイクロバブルによる確認法と同様である。

iii）血管内のマイクロバブルの確認

　上記のカラードプラによる確認と同様に、末梢静脈カテーテル挿入部位より上流の静脈を超音波を用いて短軸像で描出し、カテーテルから生理食塩液を投与して血管内にマイクロバブルが出現することを確認する（図 28）。

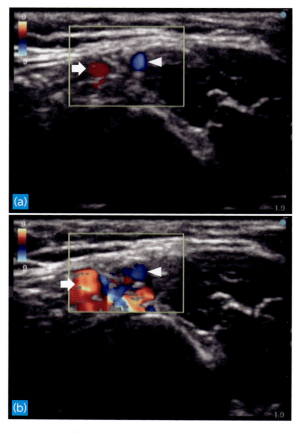

図 27　カラードプラによる確認
矢印：腋窩静脈、矢頭：腋窩動脈
(a) 腋窩で腋窩動静脈を描出している。
(b) 前腕橈側皮静脈に挿入された末梢静脈カテーテルから生理食塩液を注入後、その上流にある腋窩静脈内にカラーフローパターンの変化を認める。

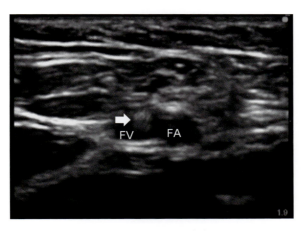

図28　血管内のマイクロバブルの確認
大伏在静脈に挿入された末梢静脈カテーテルから生理食塩液を注入後、その上流にある大腿静脈内にマイクロバブルの出現が確認できる。
矢印：マイクロバブル、FV：大腿静脈、FA：大腿動脈

引用文献

1. Takeshita J, et al. Survey of pediatric cardiovascular anesthesia in Japan. J Anesth 2023 Oct 10. doi：10.1007/s00540-023-03267-4. Online ahead of print.
2. Gleich SJ, et al. Major Short-term Complications of Arterial Cannulation for Monitoring in Children. Anesthesiology 2021；134：26-34.
3. Takeshita J, et al. Ultrasound-guided dynamic needle tip positioning versus conventional palpation approach for catheterisation of posterior tibial or dorsalis pedis artery in infants and small children. Br J Anaesth 2021；126：e140-2.
4. Takeshita J, et al. Comparison of radial, dorsalis pedis, and posterior tibial arteries for ultrasound-guided arterial catheterisation with dynamic needle tip positioning in paediatric patients：a randomised controlled trial. Br J Anaesth 2023；131：739-44.
5. Roux J, et al. The ulnar artery：A site suitable for arterial cannulation in pediatric patients. Paediatr Anaesth 2021；31：1357-63.
6. Nishida K, et al. Can the ulnar artery serve as an alternative option for arterial cannulation in neonates? Paediatr Anaesth 2022；32：584-5.
7. Kahler AC, et al. Alternative arterial catheterization site using the ulnar artery in critically ill pediatric patients. Pediatr Crit Care Med 2002；3：370-4.
8. Kim EH, et al. Posterior Tibial Artery as an Alternative to the Radial Artery for Arterial Cannulation Site in Small Children：A Randomized Controlled Study. Anesthesiology 2017；127：423-31.
9. Traoré O, et al. Prospective study of arterial and central venous catheter colonization and of arterial- and central venous catheter-related bacteremia in intensive care units. Crit Care Med 2005；33：1276-80.
10. Koh DB, et al. Prospective study of peripheral arterial catheter infection and comparison with concurrently sited central venous catheters. Crit Care Med 2008；36：397-402.

11. Lucet JC, et al. Infectious risk associated with arterial catheters compared with central venous catheters. Crit Care Med 2010 ; 38 : 1030-5.
12. Safdar N, et al. Arterial catheter-related bloodstream infection : incidence, pathogenesis, risk factors and prevention. J Hosp Infect 2013 ; 85 : 189-95.
13. Warren DK, et al. Attributable cost of catheter-associated bloodstream infections among intensive care patients in a nonteaching hospital. Crit Care Med 2006 ; 34 : 2084-9.
14. Shorr AF, et al. Healthcare-associated bloodstream infection : A distinct entity? Insights from a large U. S. database. Crit Care Med 2006 ; 34 : 2588-95.
15. Laupland KB, et al. Cost of intensive care unit-acquired bloodstream infections. J Hosp Infect 2006 ; 63 : 124-32.
16. O'Grady NP, et al. Guidelines for the prevention of intravascular catheter-related infections. Clin Infect Dis 2011 ; 52 : e162-93.
17. Guideline for Ultrasound Transducer Cleaning and Disinfection. Ann Emerg Med 2018 ; 72 : e45-7.
18. Takeshita J, et al. Optimal site for ultrasound-guided venous catheterisation in paediatric patients : an observational study to investigate predictors for catheterisation success and a randomised controlled study to determine the most successful site. Crit Care 2015 ; 19 : 15.
19. Triffterer L, et al. Ultrasound-guided cannulation of the great saphenous vein at the ankle in infants. Br J Anaesth 2012 ; 108 : 290-4.
20. Takeshita J, et al. Superiority of Dynamic Needle Tip Positioning for Ultrasound-Guided Peripheral Venous Catheterization in Patients Younger Than 2 Years Old : A Randomized Controlled Trial. Pediatr Crit Care Med 2019 ; 20 : e410-4.
21. Nakayama Y, et al. A novel method for ultrasound-guided radial arterial catheterization in pediatric patients. Anesth Analg 2014 ; 118 : 1019-26.
22. Takeshita J, et al. Dynamic Needle Tip Positioning for Ultrasound-Guided Arterial Catheterization in Infants and Small Children With Deep Arteries : A Randomized Controlled Trial. J Cardiothorac Vasc Anesth 2019 ; 33 : 1919-25.
23. Sulemanji DS, et al. Vascular catheterization is difficult in infants with Down syndrome. Acta Anaesthesiol Scand 2009 ; 53 : 98-100.
24. Hakim M, et al. A Survey to Define and Predict Difficult Vascular Access in the Pediatric Perioperative Population. Pediatric Health Med Ther 2020 : 11 : 277-82.
25. Ciccozzi A, et al. The Perioperative Anesthetic Management of the Pediatric Patient with Special Needs : An Overview of Literature. Children (Basel) 2022 ; 9 : 1438.
26. Lo RN, et al. Abnormal radial artery in Down's syndrome. Arch Dis Child 1986 ; 61 : 885-90.
27. Takeshita J, et al. Ultrasound-guided short-axis out-of-plane approach with or without dynamic needle tip positioning for arterial line insertion in children : A systematic review with network meta-analysis. Anaesth Crit Care Pain Med 2023 ; 42 : 101206.
28. Takeshita J, et al. Ultrasound-Guided Short-Axis Out-of-Plane Approach With or Without Dynamic Needle-Tip Positioning for Peripheral Venous Catheterization in Pediatric Patients : A Systematic Review With Network Meta-Analysis. J Cardiothorac Vasc Anesth 2023 ; 37 : 2057-64.
29. Quan Z, et al. Modified short-axis out-of-plane ultrasound versus conventional long-axis in-plane ultrasound to guide radial artery cannulation : a randomized controlled trial. Anesth Analg 2014 ; 119 : 163-9.
30. Le HT, et al. Imaging Artifacts in Echocardiography. Anesth Analg 2016 ; 122 : 633-46.
31. Takeshita J, et al. Bent peripheral venous catheter inserted using ultrasound-guided dynamic needle tip positioning. J Vasc Access 2022 ; 23 : 154-6.
32. Bedford RF. Radial arterial function following percutaneous cannulation with 18- and 20-gauge catheters. Anesthesiology 1977 ; 47 : 37-9.
33. Tanabe H, et al. Using Ultrasonography for Vessel Diameter Assessment to Prevent Infiltra-

tion. J Infus Nurs 2016 ; 39 : 105-11.
34. Nakayama Y, et al. Ultrasound-guided peripheral vascular catheterization in pediatric patients : a narrative review. Crit Care 2020 ; 24 : 592.
35. Pandurangadu AV, et al. Ultrasound-guided intravenous catheter survival impacted by amount of catheter residing in the vein. Emerg Med J 2018 ; 35 : 550-5.
36. Upton J, et al. Major intravenous extravasation injuries. Am J Surg 1979 ; 137 : 497-506.
37. Gautam NK, et al. Introduction of color-flow injection test to confirm intravascular location of peripherally placed intravenous catheters. Paediatr Anaesth 2017 ; 27 : 821-6.
38. Riveros-Perez E, et al. Utility of color flow Doppler ultrasound to identify peripheral intravenous catheter position in adult surgical patients. SAGE Open Med 2020 : 8 : 2050312120912123.
39. Takeshita J, et al. Ultrasonographic Detection of Micro-Bubbles in the Right Atrium to Confirm Peripheral Venous Catheter Position in Children. Crit Care Med 2019 ; 47 : e836-40.

3 小児の超音波ガイド下末梢静脈挿入式中心静脈カテーテル留置

末梢静脈挿入式中心静脈カテーテル（peripherally inserted central catheter：PICC）は、重症小児患者に血管作動薬や静脈栄養を投与するための信頼性の高いバスキュラーアクセスデバイスであり、中心静脈カテーテルに代わる長期使用デバイスとしてしばしば使用される[1~3]。DNTP を用いた短軸交差法による超音波ガイド下穿刺は、小児の PICC 挿入にも有用である[4,5]。

1 穿刺部位

i）上腕の静脈

PICC 挿入の第一選択部位は、肘窩より中枢の上腕の尺側皮静脈である。留置後に肘関節を曲げることを考えると、なるべく中枢で穿刺するのが望ましい。正中の上腕静脈では伴走する上腕動脈や正中神経に注意する必要があり、橈側皮静脈はその走行から、カテーテルが中枢に進みにくいことがある。複数回穿刺の既往などのために上腕尺側皮静脈が超音波上確認できない、もしくは確認できても細くて穿刺に適さないと判断した場合は、上腕静脈または橈側皮静脈を選択する。末梢静脈穿刺の第一選択部位である前腕の橈側皮静脈とは違い、血管が深く、テープ固定で皮膚に緊張を与えるのがやや難しいのが難点である。

ii）大伏在静脈

大伏在静脈が超音波ガイド下末梢静脈穿刺に適した部位であるのは、「2-2. 末梢静脈カテーテル留置」（p31）の項で説明したとおりである。新生児や乳児期早期の比較的体格の小さい児では、脛骨内果付近の大伏在静脈を穿刺し、PICC を総腸骨静脈分岐部より中枢の下大静脈まで進めることが可能である[5]。

iii）その他（膝窩静脈、腋窩静脈）

過去に複数回の PICC 挿入歴がある患児では、上腕の静脈や大伏在静脈が

閉塞しているなどの理由で穿刺できない場合もある。そのような場合の選択肢として、膝窩静脈と腋窩静脈が挙げられる。膝窩静脈の場合は腹臥位にして穿刺するが、坐骨神経や膝窩動脈に注意が必要である。腋窩静脈はまさに腋窩部で穿刺するが、上腕と違って駆血帯を巻くことができないので、難易度は高いといえる。

2 穿刺準備・プレスキャン

末梢静脈を穿刺する場合と同様に、まず駆血帯を用いて穿刺部位より中枢を駆血し、穿刺部位より末梢側をテープを用いて牽引し手術台に貼り付け、皮膚と血管に適度な緊張を与える。その後、プレスキャンで血管の走行を確認する。

3 消毒、CRBSI 予防

中心静脈カテーテル挿入と同様に、0.5%以上のクロルヘキシジン含有アルコール製剤またはポビドンヨードを用いて皮膚消毒を行う。そのほか、キャップ、マスク、滅菌手袋、ガウンを身に着け、大きめの穴あきドレープおよび清潔プローブカバーも使用して、マキシマルバリアプレコーションで行う[6,7]。

4 短軸交差法による穿刺

超音波ガイド下末梢静脈カテーテル留置と同様に、DNTP を用いた短軸交差法で穿刺する（図1）。当院では、新生児から乳児では、新生児用のキット〔Argyle™ Fukuroi PI カテーテルキットⅡ（新生児用）、カーディナルヘルス〕を使用している。付属のピールアウェイタイプの 24 G 穿刺針は切れ味が非常に悪いため、超音波ガイド下穿刺にはかなり使いづらく、慣れが必要である。付属のピールアウェイタイプの 24 G 穿刺針を使用した場合は、カテーテル挿入後に外筒をピールアウェイして抜去する（図2）。挿入成功のコツは、DNTP を駆使して外筒を根元まで確実に血管内に挿入することである。穿刺困難であることが予想される場合には、付属の針を使用せずに使い慣れた針を使用した方がよいだろう。当院ではジェルコ 24 G（スミスメディカル・ジャパン）を使用し、外筒を留置してその中を通してカテーテルを挿入することもあるが、ジェルコ 24 G または PI カテーテルキットⅡの個体差のためにカテーテルが通らないことがあるので、穿刺前に必ず確認が必要であ

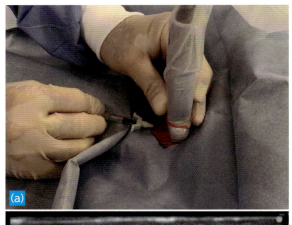

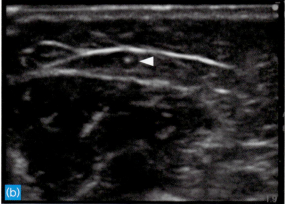

図1　超音波ガイド下PICC挿入
(a) 新生児用PIカテーテルキット〔Argyle™ Fukuroi PIカテーテルキットⅡ（新生児用）、カーディナルヘルス〕に付属の穿刺針を用いて、マキシマルバリアプレコーションで穿刺を行っている。
(b) DNTPを用いた短軸交差法で上腕尺側皮静脈（矢頭）を穿刺し、血管内に針先が描出されている。

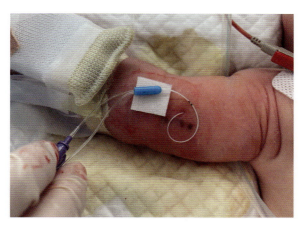

図2 ピールアウェイタイプの24G穿刺針で穿刺した場合のPIカテーテルの固定
外筒はピールアウェイされて抜去されている。

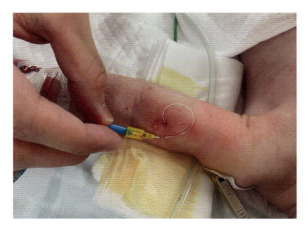

図3 ジェルコ24G（スミスメディカル・ジャパン）で穿刺した場合のPIカテーテルの固定
ジェルコ24Gはピールアウェイできないため、カテーテルを挿入した後は体外に抜去し、カテーテルの近位端と一緒にしておく。

る。また、ジェルコ 24 G はピールアウェイできないため、カテーテルを挿入した後は体外に抜去し、カテーテルと一緒にしておく必要がある（図 3）。

PICC の適切な先端位置

　下肢から挿入した場合、左右の総腸骨静脈分岐部より中枢で腎静脈より末梢の下大静脈内を目標とするが、多くの場合は 20 cm のカテーテルを根元まで挿入することになる。右上肢から挿入した場合は気管分岐部レベルの上大静脈内を目標とし、左上肢の場合は先端が上大静脈壁に垂直にあたる位置は避けるべきである。いずれにせよ、透視下に行うのが安全である。集中治療室で勤務していたころはベッドサイドで PICC を挿入していたため、透視装置は使用していなかった。超音波で内頸静脈にカテーテルが進んでいないことを確認しながら進めていたが、何度やっても内頸静脈に進んでしまう症例もあり、目的の部位にカテーテルを誘導できるのは 60％であった[4]。手術室で PICC を挿入するようになってからは、透視下にカテーテルが進んでいく過程がわかるので、そのようなストレスから解放された。

▶ さいごに

　小児患者の超音波ガイド下血管穿刺は、体得すれば非常に有用な武器となり、末梢動静脈の穿刺困難症例は格段に減るだろう。中心静脈穿刺から始める人もいれば、末梢動静脈穿刺から始める人もいるかもしれない。大事なのは、超音波ガイド下穿刺の理屈および針の描出方法を理解することであり、修練を積んで成功率を上昇させて欲しい。また、小児患者での穿刺を始める前に、成人患者での穿刺に十分習熟するべきであることは言うまでもない。

引用文献

1. Pardo De La Vega R, et al. Use of peripherally inserted multilumen catheters as an alternative to central venous access. An Esp Pediatr 2002 ; 57 : 18-21.
2. Molina Caballero AY, et al. Peripherally inserted central catheters : Savings, comfort, many advantages. Cir Pediatr 2016 ; 29 : 96-100.
3. Li Z, et al. Comparison of ultrasound-guided modified Seldinger technique versus blind puncture for peripherally inserted central catheter : a meta-analysis of randomized controlled trials. Crit Care 2015 ; 19 : 64.
4. Takeshita J, et al. Dynamic Needle Tip Positioning for Ultrasound-Guided Placement of a Peripherally Inserted Central Catheter in Pediatric Patients. J Cardiothorac Vasc Anesth 2020 ; 34 : 114-8.
5. Tu Z, et al. Ultrasound-Guided Cannulation of the Great Saphenous Vein in Neonates : A Randomized Study. Am J Perinatol 2023 ; 40 : 1217-22.
6. O'Grady NP, et al. Guidelines for the prevention of intravascular catheter-related infections. Clin Infect Dis 2011 ; 52 : e162-93.
7. Guideline for Ultrasound Transducer Cleaning and Disinfection. Ann Emerg Med 2018 ; 72 : e45-7.

第 II 章

小児の
超音波ガイド下区域麻酔

1 総 論

はじめに

　小児の区域麻酔は、普段施行していない施設の先生方にとっては、やや敷居が高いかもしれない。小児では成人とは違い、覚醒下に区域麻酔を行うことは難しく、全身麻酔下に行われる場合がほとんどであると思われる。フランス語圏で行われた大規模前向き観察研究によると、全身麻酔下に行われた小児の区域麻酔（硬膜外麻酔などの脊髄幹麻酔を含む）における合併症発生率は 0.12 ％であり、重篤な後遺症は発生しなかった[1]。近年の Pediatric Regional Anesthesia Network のデータベースによる小児の区域麻酔（93.7 ％が全身麻酔下に施行）における 10 万人規模の報告でも、一過性の神経障害の発生率は 0.024 ％であり、永続的な神経障害は認めなかった[2]。しかし、前者の報告によると、6 カ月未満の児では 6 カ月以上の児に比較して合併症発生率が 4 倍であり、小さな児では特に注意する必要があるだろう。小児の術後慢性疼痛の発生率は、胸部手術においては 16 ～ 21 ％[3,4]、鼠径ヘルニア手術では 3.2 ～ 13.5 ％[5~7]、一般外科、整形外科、泌尿器科を含めた研究では 13 ％[8]と報告されており、われわれの想像以上に多いと考えられる。整形外科手術と胸部外科手術に限れば、1 カ月以内の visual analog scale（VAS）30 mm以上の痛みと、術後 24 時間以内の VAS 30 mm 以上の痛みが慢性疼痛のリスクファクターとされている[9]。したがって、オピオイドやアセトアミノフェンに区域麻酔を組み合わせて、術後急性期の疼痛をマルチモーダルに管理して対処することは、慢性疼痛への移行を防ぐという意味でも重要であると考えられる。

小児の区域麻酔施行時の注意点

　今日臨床で用いられている局所麻酔薬はほとんどがエステル型であり、タ

表1 小児が区域麻酔を受ける場合の注意点

NYSORA Tips：小児が区域麻酔を受ける場合の注意点
・区域麻酔は、全身麻酔下に行われるのが一般的である。 ・使用される局所麻酔薬量は成人に比較して少なく、mg/kg で計算される。 ・可能な限り低濃度の局所麻酔薬を使用する。 ・中等度または重度の疼痛が予想される場合、術後に積極的な理学療法が必要な場合、または慢性疼痛の既往がある場合は、カテーテル挿入を考慮する。 ・小児の区域麻酔に伴う合併症は、成人に比較して少ない。 ・大きな児では、必ず本人の同意または承諾を得る。 ・知覚障害について、必ず患者に説明する。

（引用文献 12 より改変転載）

表2 局所麻酔薬の最大投与量、持続時間、持続投与量

局所麻酔薬	最大投与量（mg/kg）*	持続時間（min）	持続投与量（mg/kg/hr）
リドカイン	5	90〜120	—
ブピバカイン	2.5	180〜600	0.2〜0.4
ロピバカイン	2.5	180〜600	0.2〜0.5
レボブピバカイン	2.5	180〜600	0.2〜0.5

＊新生児では最大投与量を半量にした方が安全である。
（引用文献 12 より改変転載）

ンパク結合率が高い[10]。投与された局所麻酔薬は、大部分が血中や組織のタンパクであるアルブミンや a_1-acid glycoprotein に結合する。作用や毒性を発揮するのはタンパクに結合しない遊離局所麻酔薬である。新生児から乳児では血漿 a_1-acid glycoprotein 濃度が低く、遊離局所麻酔薬が増加して血中濃度が上昇しやすいため[11]、投与量を減量した方が安全である。表1は、The New York School of Regional Anesthesia（NYSORA）が挙げている、小児が区域麻酔を受ける場合の注意点である[12]。記載されているとおり、小児の区域麻酔は全身麻酔下に行われるのが一般的であり、覚醒下に行うことは現実的ではないと考える。投与量については、NYSORA を参考にして最大投与量を超えないようにする（表2）。容量が必要な場合には、濃度を薄くして対処する。

Plan A ブロック

　成人で提唱されている Plan A ブロックは、外科手術の大部分をカバーする少数の神経ブロックの質を高めて広く普及させることで、より多くの患者が局所麻酔の恩恵を受けることを目的としている[13]。近年、小児の神経ブロックにおいても Plan A ブロックが提唱されている（**表3**）[14]。各論では、Plan A ブロックおよび、Plan B/C/D ブロックの中でも比較的簡便で有用であると考えるものについて解説する。

表3　小児の Plan A ブロックおよび、Plan B/C/D ブロック

手術部位	Plan A ブロック	Plan B/C/D ブロック
上肢		
肩より遠位	腋窩腕神経叢ブロック	鎖骨上腕神経叢ブロック 鎖骨下腕神経叢ブロック
肘より遠位		前腕の末梢神経ブロック
下肢		
股関節	大腿神経ブロック	腸骨筋膜下ブロック
膝		内転筋間ブロック
下腿・足関節	膝窩部坐骨神経ブロック	アンクルブロック
体幹部		
胸部		脊柱起立筋面ブロック 傍脊椎ブロック 前鋸筋面ブロック
腹部 鼠径部/陰部	腹直筋鞘ブロック 側方腰方形筋ブロック 仙骨硬膜外ブロック 陰茎背神経ブロック	前方腰方形筋ブロック 陰部神経ブロック
頭頸部		
耳		浅頸神経叢ブロック

まずマスターするべきは Plan A ブロックであり、Plan B/C/D ブロックはやや advanced である。
（文献 14 より改変転載）

小児に対する穿刺のコツ、穿刺針

小児領域で神経麻酔用の企画で使用できる代表的な穿刺針を紹介する(図)。

25 G ショートベベル針

八光麻酔針 25 G 長さ 30 mm（株式会社八光）先端角度 30°

25 G ロングベベル針

八光麻酔針 25 G 長さ 38 mm（株式会社八光）先端角度 12°
八光麻酔針 25 G 長さ 45 mm（株式会社八光）先端角度 12°

22 G 神経ブロック針

ソノレクトニードル 22 G 長さ 50 mm（株式会社八光）先端角度 20°
Ultraplex® 360 22 G 長さ 50 mm（B BRAUN）先端角度 30°

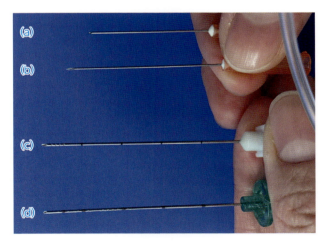

図　神経ブロック針の比較
(a) 八光麻酔針 25 G 長さ 30 mm（株式会社八光）先端角度 30°
(b) 八光麻酔針 25 G 長さ 38 mm（株式会社八光）先端角度 12°
(c) ソノレクトニードル 22 G 長さ 50 mm（株式会社八光）先端角度 20°
(d) Ultraplex® 360 22 G 長さ 50 mm（B BRAUN）先端角度 30°

年長児では 22 G 針で問題ないが、新生児や乳児の特に腹壁の神経ブロックにおいては、針先が tenting を起こして穿刺が難しいことがある。25 G 針を用いれば tenting の程度はかなりましになり、穿刺が比較的容易となる。先端が鋭のロングベベル針の方が針を進めるのは容易であるが、その分、抵抗なく進んでしまい、標的部位よりも深部の構造物を誤穿刺して合併症を起こす可能性があるので注意が必要である。先端が鈍のショートベベル針であれば、穿刺に力が必要なため、針が進んだと思ったら意図せずして勢いよく深く進んでしまう可能性もある。針の特性を良く理解しつつ、どちらにせよ真の針先を常に描出しながら進めていくことが重要である。25 G 針を使用する場合は、延長チューブを接続して使用する。25 G 針は先端加工がされていないため、穿刺角度が大きくなると描出が悪くなる。しかし、小児では標的が体表から浅い位置にあることが多く、穿刺角度が大きくなることは少ないため、あまり問題とならないことが多い。

引用文献

1. Ecoffey C, et al. Epidemiology and morbidity of regional anesthesia in children：a follow-up one-year prospective survey of the French-Language Society of Paediatric Anaesthesiologists（ADARPEF）. Paediat Anaesth 2010；20：1061-9.
2. Walker BJ, et al. Complications in Pediatric Regional Anesthesia：An Analysis of More than 100,000 Blocks from the Pediatric Regional Anesthesia Network. Anesthesiology 2018；129：72132.
3. Kristensen AD, et al. Chronic pain in adults after thoracotomy in childhood or youth. Br J Anaesth 2010；104：75-9.
4. Lauridsen MH, et al. Chronic pain in children after cardiac surgery via sternotomy. Cardiol Young 2014；24：893-9.
5. Zendejas B, et al. Impact of childhood inguinal hernia repair in adulthood：50 years of follow-up. J Am Coll Surg 2010；211：762-8.
6. Kristensen AD, et al. Chronic pain after inguinal hernia repair in children. Br J Anaesth 2012；109：603-8.
7. Aasvang EK, et al. Chronic pain after childhood groin hernia repair. J Pediatr Surge 2007；42：1403-8.
8. Fortier MA, et al. Acute to chronic postoperative pain in children：preliminary findings. J Pediatr Surg 2011；46：1700-5.
9. Batoz H, et al. Chronic postsurgical pain in children：prevalence and risk factors. A prospective observational study. Br J Anaesth 2016；117：489-96.
10. Mazoit JX, et al. Pharmacokinetics of local anaesthetics in infants and children. Clin Pharmacokinet 2004；43：17-32.
11. Lerman J, et al. Effects of age on the serum concentration of alpha 1-acid glycoprotein and the binding of lidocaine in pediatric patients. Clin Pharmacol Ther 1989；46：219-25.

12. Regional Anesthesia in Pediatric Patients : General Considerations. NYSORA–World Leader in Anesthesiology Education. https://www.nysora.com/regional-anesthesia-pediatric-patients-general-considerations/[accessed 24 February 2024].
13. Turbitt LR, Mariano ER, El-Boghdadly K. Future directions in regional anaesthesia : not just for the cognoscenti. Anaesthesia 2020 ; 75 : 293-7.
14. Pearson AME, et al. New blocks on the kids : core basic nerve blocks in paediatric anaesthesia. Anaesthesia 2023 ; 78 : 3-8.

2 各論 (Plan A ブロック +α)
1 体幹部

A 腹直筋鞘ブロック (Rectus sheath block：RSB)

概要・解剖・適応

　T6〜L1の脊髄神経前枝の前皮枝は、内腹斜筋と腹横筋の間を走行し、腹直筋と腹直筋鞘後葉の間を走行したあと、腹直筋を貫いて腹壁の知覚を支配する（図1）。腹直筋鞘ブロック（rectus sheath block：RSB）は、腹直筋の背側と腹直筋鞘後葉の間に局所麻酔薬を投与し、同部位を通過する脊髄神経前枝の前皮枝をブロックする手技である。腹部正中創に効果的であり、投与部位によって上腹部から下腹部まで鎮痛可能である。前皮枝の走行には個人差があり、あまり内側で局所麻酔薬を投与すると、すでに同部位では神経が腹直筋を貫いて前面を走行していることがあり[1]、効果不良の原因となる。したがって、なるべく腹直筋の外側で投与するのが望ましい。小児では、臍ヘルニア修復術や、臍部にポートを挿入する腹腔鏡下手術が良い適応である。ほかにも、新生児の十二指腸閉鎖、肥厚性幽門狭窄症、腸回転異常症、卵巣嚢腫などに対する臍部小開腹手術に効果的である。小児の臍ヘルニア修復術や腹腔鏡下鼠径ヘルニア修復術において、腹直筋鞘ブロックは局所浸潤

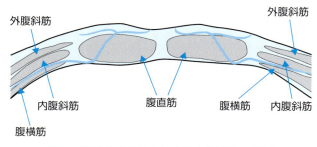

図1 脊髄神経前枝の前皮枝と腹直筋の関係

麻酔に比較して鎮痛効果が優れているという報告が散見される[2~4]。小規模の観察研究であるが、新生児の肥厚性幽門狭窄症に対するRSBの有効性を報告した研究もある[5]。RSBはPlan Aブロックに含まれている。小児領域では出番も多く、難易度のわりに効果抜群で、個人的にはPlan Aブロックの代表格と言っても過言ではないと思っている。是非ともマスターしておきたいところである。

超音波プローブ/周波数

小児用リニアプローブ 13〜6 MHz、ホッケースティック型プローブ 13〜6 MHz

体格が大きくなれば、成人用リニアプローブでも可能

ブロック針/サイズ（第Ⅱ章　1 総論　p65 図参照）

新生児から乳幼児：25 G ショートベベル針または 25 G ロングベベル針
幼児から学童期以上：22 G 神経ブロック針

小児の腹壁のブロック全般にいえることであるが、腹壁が柔らかいために穿刺の力が伝わりにくく、皮膚や筋膜を貫くときの抵抗が比較的大きい。そのため、組織がひきつれて tenting を起こし（図2）、超音波画像上での描出が悪くなるだけでなく、穿刺に力が必要なため、針が進んだと思ったら意図せずして勢いよく深く進んでしまう可能性もある。通常の 22 G 神経ブロック針では針が相対的に太いうえに先端が「鈍」であり、穿刺に苦労するかもしれない。新生児や乳児の腹壁のブロックには 25 G 針がおすすめである。25 G ロングベベル針（八光麻酔針 25 G 38 mm）は先端角度が 12°と鋭角になっているため tenting を起こしにくいが、抵抗なく腹腔内に針が進んでしまう可能性があるため、細心の注意を払う。25 G ショートベベル針（八光麻酔針 25 G 30 mm）は先端角度が 30°で、多少の tenting はあるが、22 G 神経ブロック針に比べれば格段に穿刺しやすい。25 G ロングベベル針には 45 mm の製品もあり、年長児で長さが必要な場合にはこちらを使用するとよい。

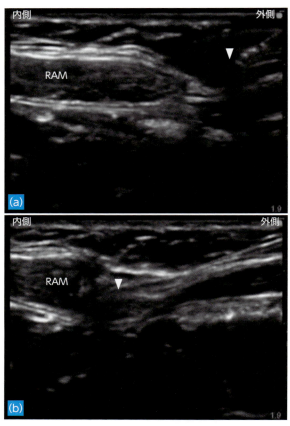

図2 RSBにおける針のtenting（2歳女児、体重12 kg）
小児用リニアプローブ（L25x/13-6、富士フイルムメディカル株式会社）および、22 G神経ブロック針（ソノレクトニードル）を使用。
RAM：腹直筋
(a) 皮膚貫通時に針先（矢頭）がtentingを起こし、描出が不良となっている。
(b) 腹直筋貫通時に針先（矢頭）がtentingを起こし、描出が不良となっている。

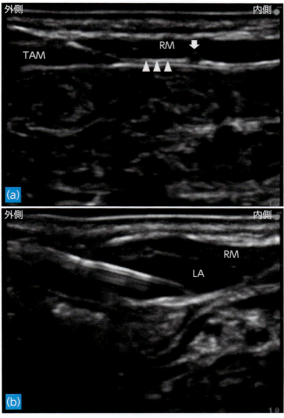

図3 RSB（生後21日男児、体重3.2 kg）
小児用リニアプローブ（L25x/13-6）および、25 G ロングベベル針（八光麻酔針）を使用。
RM：腹直筋、TAM：腹横筋、LA：局所麻酔薬
(a) 薄い腹直筋および腹直筋鞘後葉（矢頭）が皮膚から浅い位置に描出されている。腹直筋鞘後葉とその下の腹膜が二重線に見えるのが特徴である。超音波画面の視野深度は1.9 cmに設定されている。腹直筋内に動脈（矢印）が描出されていることに注意する。
(b) 平行法で外側から穿刺し、局所麻酔薬が投与され、腹直筋と腹直筋鞘後葉の間にエコーフリースペースが広がっている。

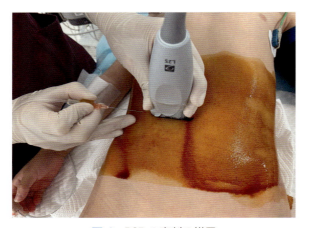

図 4　RSB の穿刺の様子
小児用リニアプローブ（L25x/13-6）および、25 G ロングベベル針（八光麻酔針）を使用し、平行法で外側から穿刺している。

🔖 RSB の穿刺手技

①穿刺は仰臥位で行う。
②超音波プローブを目的のレベル（小児では多くの場合臍周囲）で体軸に対して垂直に当てて腹直筋および腹直筋鞘後葉を描出する（図 3a）。腹直筋鞘後葉とその下の腹膜が二重線に見えるのが特徴である。部位によっては、上腹壁動脈または下腹壁動脈が見えることがあるので注意する。
③平行法で外側から穿刺をし、腹直筋内に侵入する（図 4）。腹直筋内に入ったら、正確な針先の描出を心掛けながら腹直筋鞘後葉に重なるまで慎重に針を進める。少量の局所麻酔薬投与によりエコーフリースペースが広がれば、さらにそのスペースに針を進めながら局所麻酔薬を投与していく（図 3b）。

Tips

あまり外側から穿刺すると目的部位までの距離が長くなり、また、薬液を投与してもどこに広がっているのかわかりにくいことがある。穿刺部位が内側すぎると針の到達部位が内側よりとなり、局所麻酔薬を投与しても前述の解剖学的理由から効果不良となる可能性がある。腹直筋の外側縁が画像の中

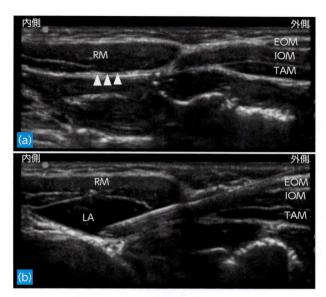

図5 RSB（4歳男児、体重17 kg）
成人用リニアプローブ（HFL50x/15-6、富士フイルムメディカル株式会社）および、22 G神経ブロック針（ソノレクトニードル）を使用。
RM：腹直筋、EOM：外腹斜筋、IOM：内腹斜筋、TAM：腹横筋、LA：局所麻酔薬、矢頭：腹直筋鞘後葉
(a) 腹直筋の外側縁が画面中央に来るようにして、側腹部の腹壁三層構造（外腹斜筋、内腹斜筋、腹横筋）が描出されている。
(b) 腹直筋の外側縁が画面中央に描出された状態で外側から平行法で穿刺し、腹直筋と腹直筋鞘後葉の間に局所麻酔薬が投与されている。

心にくるくらいにして穿刺するのがおすすめである（図5）。平行法で内側から穿刺すれば針先は外側に向かいやすく、局所麻酔薬は外側に効果的に広がりやすい。しかし、穿刺痕が臍周囲に残ることがあり、臍ヘルニアなどの美容目的の手術では内側からの穿刺は避けた方がいいかもしれない。

局所麻酔薬投与量

投与量の目安は0.25％ロピバカインを片側あたり0.3 ml/kgで合計0.6 ml/kgとしているが、臍部のポートのみの鎮痛であれば、片側あたり0.2 ml/kgで十分かもしれない。The New York School of Regional Anesthesia（NYSORA）を参考に、新生児の場合はロピバカインの極量を1.25 mg/kgとする[6]。体重3 kgの新生児に0.25％ロピバカインを0.3 ml/kg＝0.9 mlずつ両

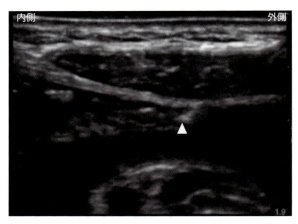

図6 腹腔内穿刺
穿刺針先端（矢頭）が腹膜を貫通して腹腔内に進んでいる。

側に投与した場合、ロピバカインの投与量は 4.5 mg となる。体重あたりでは 1.5 mg/kg となるため、極量を超えてしまう。臨床的には問題ないことが多いが、濃度は 0.15～0.1875％（0.75％の4～5倍希釈）でも十分効果が得られる印象であるため、希釈した方が安全である。0.1875％ロピバカインを 0.6 ml/kg 使用すると体重あたりでは 1.125 mg/kg となり、極量の範囲内となる。投与量を増やしたい場合にはさらに希釈するのがいいだろう。

合併症

血管穿刺、腹腔内穿刺

　ショートベベル針では tenting のために針に力が加わり、勢いよく進んで腹腔内穿刺してしまうかもしれない。一方、ロングベベル針では tenting の心配は少ないが、前述のとおり、腹壁が薄い場合には抵抗なく針が進んでしまうため、簡単に腹腔内に進んでしまうことに注意する（図6）。また、針が少し深くなって腹直筋鞘後葉と腹膜の間に局所麻酔薬が広がってしまう場合もある（図7）。下腹部では弓状線より尾側で腹直筋鞘後葉が消失する（図8）ため、特に慎重に穿刺する必要がある。

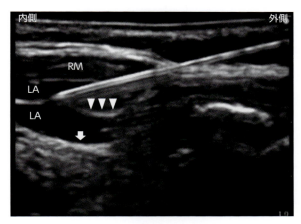

図7 腹直筋鞘後葉の貫通
針先が少し深くなり、腹直筋と腹直筋鞘後葉（矢頭）の間にも、腹直筋鞘後葉と腹膜（矢印）の間にも局所麻酔薬が広がっている。
RM：腹直筋、LA：局所麻酔薬

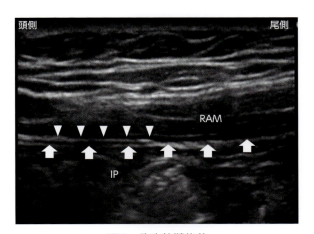

図8 腹直筋鞘後葉
下腹部で体軸に対して平行に超音波プローブを当て、腹直筋の長軸像を描出している。画面左側（頭側）では腹直筋と腹腔内の間には腹直筋鞘後葉（矢頭）と腹膜（矢印）があるが、画面右側（尾側）では腹直筋鞘後葉が消失し、腹膜のみがある。
RAM：腹直筋、IP：腹腔内

引用文献

1. Courreges P, et al. Para-umbilical block : a new concept for regional anaesthesia in children. Paediatr Anaesth 1997 ; 7 : 211-4.
2. Flack SH, et al. Ultrasound-guided rectus sheath block or wound infiltration in children : a randomized blinded study of analgesia and bupivacaine absorption. Paediatr Anaesth 2014 ; 24 : 968-73.
3. Dingeman RS, et al. Ultrasonography-guided bilateral rectus sheath block vs local anesthetic infiltration after pediatric umbilical hernia repair : a prospective randomized clinical trial. JAMA Surg 2013 ; 148 : 707-13.
4. Uchinami Y, et al. Comparison of the analgesic efficacy of ultrasound-guided rectus sheath block and local anesthetic infiltration for laparoscopic percutaneous extraperitoneal closure in children. Paediatr Anaesth 2017 ; 27 : 516-23.
5. Breschan C, et al. Ultrasound-guided rectus sheath block for pyloromyotomy in infants : a retrospective analysis of a case series. Paediatr Anaesth 2013 ; 23 : 1199-204.
6. Regional Anesthesia in Pediatric Patients : General Considerations. NYSORA—World Leader in Anesthesiology Education. https://www.nysora.com/regional-anesthesia-pediatric-patients-general-considerations/[accessed 24 February 2024].

2 各論（Plan A ブロック +α）

1 体幹部

B 側方腰方形筋ブロック
（Lateral quadratus lumborum block：Lateral QLB）

腹横筋膜面ブロック
（Transversus abdominis plane block：TAP ブロック）

腸骨鼠径・下腹神経ブロック
（Ilioinguinal/iliohypogastric nerve block：II/IH ブロック）

概要・解剖・適応

　腹壁の神経は、T6〜L1 の脊髄神経前枝により支配される。脊髄神経前枝は内腹斜筋と腹横筋の間の神経血管面を走行し、側腹部で外側皮枝を分枝したあと、前皮枝となって腹直筋を貫いて腹壁の知覚を支配する（図1）。側方

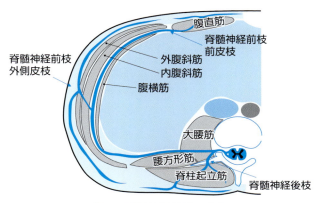

図1 脊髄神経前枝の走行

腰方形筋ブロック（lateral quadratus lumborum block：Lateral QLB）、腹横筋膜面ブロック（transversus abdominis plane block：TAP ブロック）、腸骨鼠径・下腹神経ブロック（ilioinguinal/iliohypogastric block：II/IH ブロック）はいずれも、腹横筋と内腹斜筋の間を走行する神経をターゲットとしたブロックである。2023 年 11 月に発表された日本区域麻酔学会による『神経ブロック用語統一』によって、後方 TAP ブロックは局所麻酔薬を投与するターゲットが側方腰方形筋ブロック（Lateral QLB）と同一または近接しているために、Lateral QLB として統一され、その呼び名がなくなった[1]。そして、前記の『神経ブロック用語統一』で Lateral QLB のターゲット部位は「腰方形筋の外側縁で腹横筋と内腹斜筋の間」[1]とされているが、実際には、腰方形筋の外側縁にはすでに腹横筋は存在しないことが多いと感じている。

　したがって、Lateral QLB を施行する際には、以下のどちらかやりやすい方を、施行者の慣れや症例に応じて選択するのがわかりやすいかもしれない。

　①「腰方形筋の外側縁」という表現にはあまりこだわらず、腹横筋がなくなる部位で腹横筋と内腹斜筋の間に局所麻酔薬を投与する（以前の後方 TAP ブロック）。

　②「腹横筋と内腹斜筋の間」という表現にはあまりこだわらず、腰方形筋の外側縁に局所麻酔薬を投与する（以前の Lateral QLB）。

　ASRA（American Society of Regional Anesthesia and Pain Medicine）と ESRA（The European Society of Regional Anaesthesia & Pain Therapy）のコンセンサスでは、Lateral QLB のターゲット部位は「腰方形筋の外側縁で腹横筋腱膜と内腹斜筋腱膜の間」とされている[2]。小児において、Lateral QLB は Plan A ブロックに含まれており[3]、鼠径ヘルニア修復術、精巣固定術、開腹虫垂切除など下腹部手術が適応となる。鼠径部の手術に対しては、II/IH ブロックでも代用できる。しかし、腸骨鼠径神経および腸骨下腹神経が腹横筋と内腹斜筋の間を走行している部位は限られているため、一般的な穿刺部位で投与してもあまり効果が得られない可能性もある。最近の小児の開腹鼠径ヘルニア手術でのランダム化比較試験において、Lateral QLB は TAP ブロックや II/IH ブロックに比較して鎮痛持続時間が長く、オピオイドの使用量が少なかったとされている[4]。なお、中腋窩線レベルで腹横筋と内腹斜筋の間に局所麻酔薬を投与する側方 TAP ブロックは小児の Plan A や Plan B/C/D ブロックにも含まれていないため、出番は少ないと考えられ、本稿では割愛する。

超音波プローブ/周波数

小児用リニアプローブ 13〜6 MHz、ホッケースティック型プローブ 13〜6 MHz

体格が大きくなれば、成人用リニアプローブでも可能

ブロック針/サイズ

25 G ショートベベル針、25 G ロングベベル針、22 G 神経ブロック針

腹直筋鞘ブロックのところでも tenting については述べたが、小児の薄い筋肉を覆う筋膜や腱膜を貫いた下に正確に針先を位置させる必要がある本ブロックは、針先が鈍であるとさらに難しい。特に乳児や新生児では針先が「鋭」なロングベベル針を使用した方が穿刺しやすく、逆に安全かもしれない。しかし、常に真の針先を描出しながら進めていき、腹腔内に針が進まないように細心の注意を払う必要がある。

Lateral QLB（後方 TAP ブロック）の穿刺手技

「腹横筋がなくなる部位で腹横筋と内腹斜筋の間に局所麻酔薬を投与する」、以前の後方 TAP ブロックについて解説する。

①穿刺は仰臥位で行う。

②超音波プローブを側腹部で後腋窩線レベルに当てて外腹斜筋、内腹斜筋、腹横筋および腹横筋が腱膜に移行する部位（矢印）を描出する（図 2a）。

③平行法で前方（腹側）から穿刺をし（図 3）、腹横筋が腱膜に移行する部位よりもやや前方の腹横筋と内腹斜筋の間に針を進めていく。筋膜面を貫通し、腹横筋の表面に針先を位置させる（図 2b）。

④局所麻酔薬を投与して、内腹斜筋と腹横筋の間の筋膜間の腹横筋側に広がるのを確認し、腹横筋のなくなる部位まで液性剥離を続けながら針を進めていく（図 2c、d）。はじめから腹横筋が腱膜に移行する部位を狙ってもよいが、図のように側方 TAP ブロックのような位置で薬液投与を開始してから液性剥離していくと簡便である。

Lateral QLB の穿刺手技

「腰方形筋の外側縁に局所麻酔薬を投与する」Lateral QLBについて解説する。

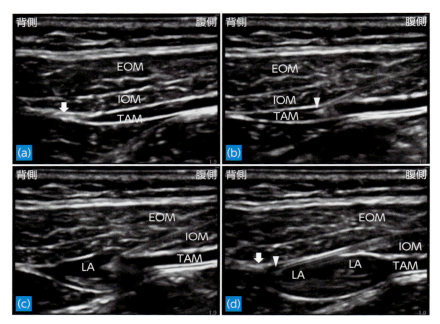

図2 Lateral QLB（後方 TAP ブロック）（5歳男児、体重 19 kg）
小児用リニアプローブ（L25x/13-6、富士フイルムメディカル株式会社）および、25 G ロングベベル針（八光麻酔針）を使用。
EOM：外腹斜筋、IOM：内腹斜筋、TAM：腹横筋、LA：局所麻酔薬
(a) 後腋窩線レベルで外腹斜筋、内腹斜筋、腹横筋および腹横筋が腱膜に移行する部位（矢印）が描出されている。
(b) 平行法で前方（腹側）から穿刺をし、腹横筋が腱膜に移行する部位よりもやや前方を目標として針を進めていく。筋膜面を貫通し、腹横筋の表面に針先（矢頭）が位置している。
(c) 局所麻酔薬が投与され、内腹斜筋と腹横筋の間の筋膜面の腹横筋側に広がっている。
(d) 局所麻酔薬の広がりを確認しつつ、腹横筋のなくなる部位（矢印）まで液性剥離を続けながら針先（矢頭）を進めていく。

①穿刺は仰臥位でも可能であるが、より中枢を狙う場合には半側臥位または側臥位の方が容易である（図4）。
②超音波プローブを側腹部で後腋窩線レベルに当てて外腹斜筋、内腹斜筋、腹横筋を描出し、さらに背側に移動させて腰方形筋を描出する。この症例では腰方形筋の外側縁（矢印）には、腹横筋は存在していない（図5a）。
③平行法で前方（腹側）から穿刺し、腰方形筋の外側縁に針を進めていく（図5b）。

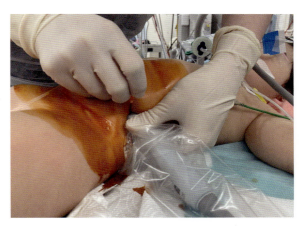

図 3 仰臥位での Lateral QLB（後方 TAP ブロック）（7 か月男児、体重 8.9 kg）
仰臥位で、平行法で前方（腹側）から穿刺し、左の Lateral QLB（後方 TAP ブロック）を施行している。

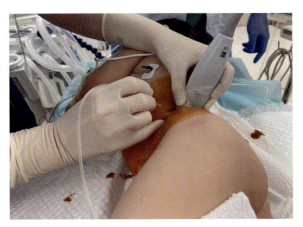

図 4 側臥位での Lateral QLB（1 歳 7 か月男児、体重 10.1 kg）
右側臥位で、平行法で前方（腹側）から穿刺し、左の Lateral QLB を施行している。

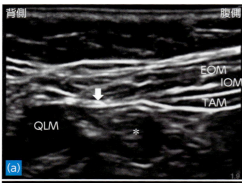

(a) 外腹斜筋、内腹斜筋、腹横筋、腰方形筋が描出されている。腰方形筋の外側縁（矢印）には、腹横筋は存在していない。

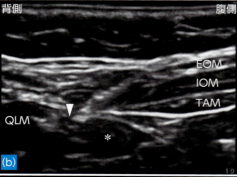

(b) 平行法で前方（腹側）から穿刺し、針先（矢頭）が腰方形筋の外側縁に向かっている。

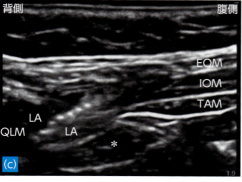

(c) 腰方形筋の外側縁に局所麻酔薬が投与されて広がり、脂肪組織が画面下側に押し下げられている。

図5 Lateral QLB（8か月男児、体重7.1 kg）
小児用リニアプローブ（L25x/13-6）および、22 G 神経ブロック針（ソノレクトニードル）を使用。
EOM：外腹斜筋、IOM：内腹斜筋、TAM：腹横筋、QLM：腰方形筋、＊：脂肪組織、LA：局所麻酔薬

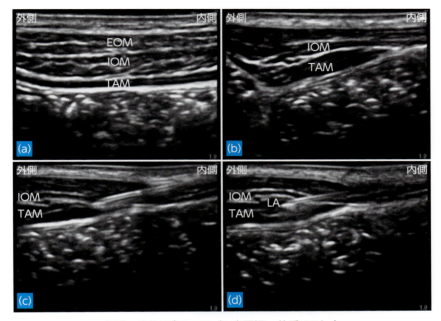

図6 II/IH ブロック（4歳男児、体重 15 kg）
小児用リニアプローブ（L25x/13-6）および、25 G ロングベベル針（八光麻酔針）を使用。
EOM：外腹斜筋、IOM：内腹斜筋、TAM：腹横筋、LA：局所麻酔薬
(a) 側腹部で三層構造（外腹斜筋、内腹斜筋、腹横筋）を描出する。
(b) プローブを下腹部にスライドし、臍と上前腸骨棘を結ぶ線上に置く。この位置では外腹斜筋は腱膜となっていて、筋層ははっきりしない。
(c) 平行法で内側（頭側）より穿刺し、針先が内腹斜筋と腹横筋の筋膜間に向かっている。
(d) 針先が内腹斜筋と腹横筋の筋膜間に到達し、局所麻酔薬がその腹横筋側に投与されている。

④腰方形筋の外側縁に局所麻酔薬を投与し、広がりを確認する（図 5c）。ESRA-ASRA のコンセンサスのように、腹横筋腱膜と内腹斜筋腱膜を同定するのは難しいかもしれない。

🏷 II/IH ブロックの穿刺手技

①穿刺は仰臥位で行う。側腹部で外腹斜筋、内腹斜筋、腹横筋を描出し（図 6a）、そこからプローブを下腹部にスライドさせ、臍と上前腸骨棘を結ぶ線上に置く。腹横筋と内腹斜筋の間に神経が見えることもある（図 6b）。この位置では外腹斜筋は腱膜となっていて、筋層ははっきりしな

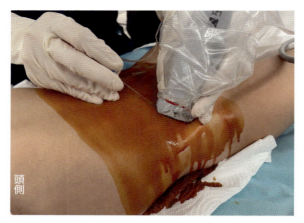

図 7 II/IH ブロック（3 歳男児、体重 15.5 kg）
臍と上前腸骨棘を結ぶ線上にプローブを置き、平行法で内側（頭側）から穿刺している。

いことが多い。同じ層を走行する深腸骨回旋動脈に注意する。
②平行法で内側（頭側）より穿刺し（図7）、内腹斜筋と腹横筋の間の筋膜間の腹横筋側に局所麻酔薬を投与する（図 6c、d）。
③腸骨下腹神経の走行には個人差があり、このレベルで外腹斜筋と内腹斜筋の間を走行していることもある。効果を確実にしたい場合には、外腹斜筋と内腹斜筋の間にも局所麻酔薬を投与してもよいかもしれない。

局所麻酔薬投与量

投与量の目安は、0.25％ロピバカインを Lateral QLB では片側 0.4 ml/kg、II/IH ブロックでは片側 0.2 ml/kg としている。Lateral QLB で 0.25％ロピバカインを両側に投与しても 0.8 ml/kg であり、ロピバカインの投与量は 2 mg/kg となるので、新生児でなければ極量の範囲内である。

合併症

血管穿刺、腹腔内穿刺

RSB と同様に、ショートベベル針でもロングベベル針でも腹腔内穿刺しないように慎重に穿刺する必要がある。

引用文献

1. 一般社団法人日本区域麻酔学会ホームページ. https://www.regional-anesth.jp/education/terminology.html.[accessed 31 March 2024].
2. El-Boghdadly K, et al. Standardizing nomenclature in regional anesthesia：an ASRA-ESRA Delphi consensus study of abdominal wall, paraspinal, and chest wall blocks. Reg Anesth Pain Med 2021；46：571-80.
3. Pearson AME, et al. New blocks on the kids：core basic nerve blocks in paediatric anaesthesia. Anaesthesia 2023；78：3-8.
4. Priyadarshini K, et al. Ultrasound-guided transverse abdominis plane block, ilioinguinal/iliohypogastric nerve block, and quadratus lumborum block for elective open inguinal hernia repair in children：a randomized controlled trial. Reg Anesth Pain Med 2022；47：217-21.

2 各論（Plan A ブロック＋α）
1 体幹部

C 傍脊椎ブロック
（Paravertebral block：PVB）

概要・解剖・適応

　傍脊椎腔は、前方を壁側胸膜、後方を上肋横突靱帯、内側を椎体や椎間板で構成されたコンパートメントである。傍脊椎ブロック（paravertebral block：PVB）は、ここに局所麻酔薬を投与することにより、片側の脊髄神経と交感神経をブロックする手技である。側開胸で行われる肺切除術、動脈管結紮術や、血管輪に対する解除術、皮膚切開が片側に限定される開腹術などが適応となる。小児の開心術で両側の PVB を行うことにより、抜管までの時間が短縮し、術中および術後のフェンタニル使用量が減少し、術後 4 時間以内の鎮痛が優れていたという報告がある[1]。また、小児の腹部手術でも、術後 4〜6 時間の疼痛スコアが減少し、親や外科医の満足度が高いことが報告されている[2]。成人では壁側胸膜を描出するために超音波画面の視野深度を 4〜5 cm に設定する必要があるため、針の描出も不明瞭となりやすい。しかし、小児では 2〜3 cm で十分であるため、目的の構造物や穿刺針を明瞭に描出することが可能であり、Plan A ブロックには含まれていないが、慣れれば容易で効果抜群の神経ブロックである。

超音波プローブ/周波数

小児用リニアプローブ 13〜6 MHz、ホッケースティック型プローブ 13〜6 MHz

体格が大きくなれば、成人用リニアプローブでも可能

ブロック針/サイズ

25 G ショートベベル針、25 G ロングベベル針、22 G 神経ブロック針

どれでも可能であるが、体格に応じた長さのものを使用する。ロングベベ

ル針を用いる場合には特に、胸膜を貫かないように注意する。カテーテルを挿入する場合は、小児用硬膜外キットの Touhy 針（20 G）を用いる。

PVB の穿刺手技

①穿刺は術側を上にした側臥位で行う。

②超音波プローブを体軸に対して平行に当てて第 12 肋骨を同定し、第 11 肋間を描出する。

③そこから頭側に向かって平行移動していき、皮膚切開部位に合わせた目標とする肋間を同定する。側開胸手術では第 3 肋間から第 5 肋間、片側の上腹部の開腹術では第 7 肋間から第 8 肋間、腎盂形成術などでは第 9 肋間から第 10 肋間をターゲットとする。

④次に、その肋間でプローブを肋骨の走行と平行にあて、壁側胸膜および傍脊椎腔を描出する（図 1a）。小児では成人と違い、肋骨はほぼ水平に走行するといわれているが、それでもプローブの外側を水平よりやや尾側に傾けたほうがきれいな長軸像を描出しやすい。プローブの少しのずれで上下の肋骨が描出され、壁側胸膜が見えなくなるので、一度描出されたらプローブを固定して絶対に動かないように注意する。

⑤肋間アプローチによる平行法で外側から穿刺をし、内肋間膜を貫いて壁側胸膜直上まで針先を誘導し、局所麻酔薬を投与する（図 1b、c）[3]。当然、気胸を起こさないように、正確な針先が常に描出されるようにする。

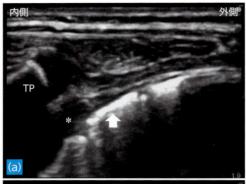

(a) 第3肋間で壁側胸膜（矢印）および傍脊椎腔（＊）が描出されている。超音波画面の視野深度は1.9 cmに設定されていることに注目して欲しい。

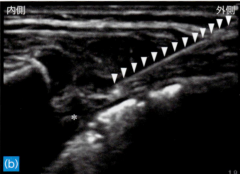

(b) 平行法で外側から穿刺し、壁側胸膜および穿刺針の長軸像（矢頭）が明瞭に描出され、針先が傍脊椎腔（＊）に向かっている。

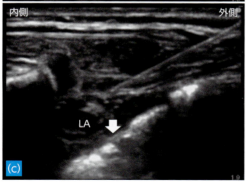

(c) 局所麻酔薬が投与され、壁側胸膜（矢印）が胸腔側に押し下げられている。

図1 PVB（生後27日男児、体重3.5 kg）
小児用リニアプローブ（L25x/13-6、富士フイルムメディカル株式会社）および、25Gショートベベル針（ハ光麻酔針）を使用。
TP：横突起、LA：局所麻酔薬

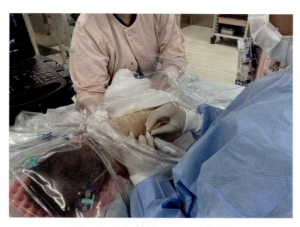

図2 PVBの持続カテーテル挿入
左側臥位で小児用硬膜外キットの20G Touhy針（ビー・ブラウンエースクラップ株式会社）を用いて肋間アプローチによる平行法で外側より穿刺している。Touhy針に延長チューブをつなぎ、介助者もマキシマルバリアプレコーションによる清潔操作で局所麻酔薬を投与している。

局所麻酔薬投与量

　投与量の目安は0.25％ロピバカインを0.5 ml/kgとしている[4,5]。The New York School of Regional Anesthesia（NYSORA）[6]を参考に、新生児の場合はロピバカインの極量を1.25 mg/kgとする。体重3 kgの新生児に0.25％ロピバカインを0.5 ml/kg＝1.5 ml投与した場合、ロピバカインの投与量は3.75 mgとなる。体重あたりでは1.25 mg/kgとなるため、極量の範囲内となる。臨床的には濃度は0.15〜0.1875％（0.75％の4〜5倍希釈）でも十分効果が得られる印象であるため、何らかの理由で投与量を増やしたい場合にはさらに希釈するのも一手である。

カテーテル留置

　新生児も含めて、カテーテルを留置しての持続鎮痛も可能である。小児用硬膜外キットのTouhy針（20 G）の内針を抜去して延長チューブを接続し、局所麻酔薬または生理食塩液を針先まで満たして穿刺する（図2、3）。傍脊椎腔に局所麻酔薬を投与後に延長チューブを外し、針を180°回転して、カ

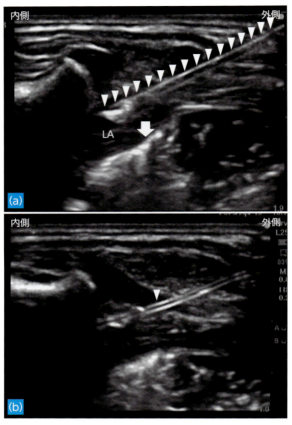

図3 カテーテル留置例（生後23日女児、体重3.0 kg）
小児用リニアプローブ（L25x/13-6）および、20G Touhy針（ビー・ブラウン
エースクラップ株式会社）を使用。
LA：局所麻酔薬
(a) 第7肋間で小児用硬膜外麻酔キットの20G Touhy針（矢頭）を用いて穿刺。
局所麻酔薬が投与され、壁側胸膜（矢印）が胸腔側に押し下げられている。
(b) 傍脊椎腔に挿入された小児用硬膜外カテーテル（矢頭）が描出されている。
カテーテル先端は横突起の下の音響陰影に隠れて見えていない。

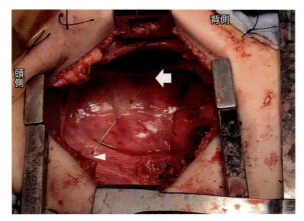

図4 胸腔内に挿入されたカテーテル
右側臥位で左開胸手術中、矢印の箇所で胸膜を貫通して胸腔内に挿入されたカテーテルが発見された。
矢頭：カテーテル先端

テーテルを挿入する。若干の抵抗がありながらも何とかカテーテルを押し込むことができれば成功であるが、抵抗なく進むようであれば、胸腔内に挿入されている可能性を考える（図4）。最終的に傍脊椎腔内に2cmも留置されていれば十分である。当院では持続投与はメインにせず、CADD®-Solis PIB（スミスメディカル・ジャパン株式会社）を用いて、Programmed Intermittent Bolus（PIB）で管理している。0.15〜0.2%ロピバカイン 0.2〜0.3 ml/kg が4時間ごとに間欠投与されるように設定し、カテーテルの閉塞予防のために0.1〜0.5 ml/hrの持続投与をしている。体重を考慮して、極量を超えないように濃度や間欠投与量、持続投与量を減量する。PIBは無痛分娩において、持続投与に比較して局所麻酔薬の総投与量が少なく、鎮痛効果が良好であると報告されている[7]。小児では、脊柱起立筋面ブロックを行い、カテーテルを挿入してPIBで管理し良好な術後鎮痛を得たという報告もあり[8,9]、比較的容量が必要となる傍脊椎ブロックにおいても有用かもしれない。小児用のカテーテルは細く、PVBポンプによる間欠投与時に注入圧が高くなり、閉塞アラームに悩まされることも多いが、ボーラスの投与速度を100 ml/hr以下に低下させることで対応できることが多い。

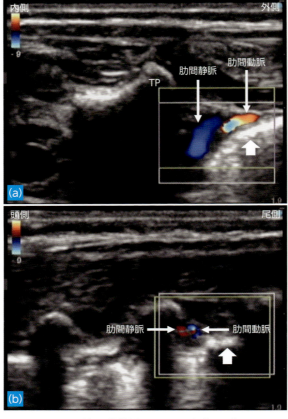

図5 肋間動静脈のカラードプラ画像
TP：横突起、矢印：壁側胸膜
(a) 水平断で肋間動静脈の長軸像が描出されている。
(b) 矢状断で肋間動静脈の短軸像が描出されている。

合併症

気胸、カテーテルの硬膜外腔・くも膜下腔への迷入、肋間動静脈穿刺

　合併症を防ぐためには、穿刺針先端を正確に描出した状態で針を進めることが大事である。

　肋間動静脈はカラードプラで確認できることもある（図5）。

引用文献

1. Sahajanandan R, et al. Efficacy of paravertebral block in "Fast-tracking" pediatric cardiac surgery—Experiences from a tertiary care center. Ann Card Anaesth 2021；24：24-9.
2. Page EA, et al. Paravertebral block in paediatric abdominal surgery—a systematic review and meta-analysis of randomized trials. Br J Anaesth 2017；118：159-66.
3. Shibata Y, et al. Ultrasound-guided intercostal approach to thoracic paravertebral block. Anesth Analg 2009；109：996-7.
4. Boretsky K, et al. Ultrasound-guided approach to the paravertebral space for catheter insertion in infants and children. Paediatr Anaesth 2013；23：1193-8.
5. Fettiplace M, et al. Local anesthetic dosing and toxicity of pediatric truncal catheters：a narrative review of published practice. Reg Anesth Pain Med 2024；49：59-66.
6. Regional Anesthesia in Pediatric Patients：General Considerations. NYSORA—World Leader in Anesthesiology Education. https://www.nysora.com/regional-anesthesia-pediatric-patients-general-considerations/［accessed 24 February 2024］.
7. Wang XX, et al. Programmed intermittent epidural bolus in parturients：A meta-analysis of randomized controlled trials. Medicine 2022；101：e28742.
8. Munshey F, et al. Programmed Intermittent Bolus Regimen for Erector Spinae Plane Blocks in Children：A Retrospective Review of a Single-Institution Experience. Anesth Analg 2020；130：e63-6.
9. Macaire P, et al. Bilateral ultrasound-guided thoracic erector spinae plane blocks using a programmed intermittent bolus improve opioid-sparing postoperative analgesia in pediatric patients after open cardiac surgery：a randomized, double-blind, placebo-controlled trial. Reg Anesth Pain Med 2020；45：805-12.

2 各論（Plan A ブロック ＋α）
2 上肢

A 腕神経叢ブロック（腋窩、鎖骨上）

概要・解剖・適応

　腕神経叢は C5〜T1 の脊髄神経前枝から構成される。腕神経叢ブロックは上肢の手術の鎮痛目的に行われ、いくつかのアプローチが存在し、アプローチによって適応となる手術が異なる。小児の Plan A ブロックに含まれるのは腋窩腕神経叢ブロックであり、肘より遠位の手術が適応となる[1]。腋窩動脈の周囲を走行する橈骨神経、正中神経、尺骨神経および、やや離れた位置にある筋皮神経を個別にブロックする必要があるためやや煩雑ではあるが、致死的な合併症が少ないのが利点である。また、鎖骨上腕神経叢ブロックは Plan A ブロックには含まれていないが、個人的には小児患者の手術に有効であると感じている。気胸や血管穿刺、横隔神経麻痺などの合併症が起こる可能性があるが、小児ではターゲットが浅い位置にあるので針先の正確な描出が比較的容易であり、慣れれば安全に施行することが可能である。鎖骨上腕神経叢ブロックは、腋窩腕神経叢ブロックで対象となる手術および、上腕の手術も適応となるが、尺骨神経領域の麻酔が不十分となる可能性がある。

超音波プローブ/周波数

> 小児用リニアプローブ 13〜6 MHz、ホッケースティック型プローブ 13〜6 MHz

体格が大きくなれば、成人用リニアプローブでも可能

ブロック針/サイズ

> 25 G ショートベベル針、25 G ロングベベル針、22 G 神経ブロック針

　どれでも可能であるが、直接神経をターゲットとするため、針先が「鋭」であるロングベベル針は避けた方が無難かもしれない。

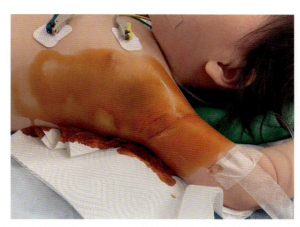

図1 腋窩腕神経叢ブロックの穿刺体位（1歳3か月女児、体重9.9 kg）
肩関節を外転・外旋し、肘関節を屈曲させ、T字状に二重に重ね合わせたテープを用いて牽引し、腋窩の皮膚になるべく緊張を与えている。

腋窩腕神経叢ブロックの穿刺手技

①穿刺は仰臥位で行う。肩関節を外転・外旋し、肘関節を屈曲させる（図1）。小児では腋窩の皮膚がたるむと非常に穿刺しにくくなるため、テープなどで周囲を牽引するとよい。

②腋窩にプローブを当てて腋窩動脈の短軸像を描出し、そこから外側にスライドさせ、上腕二頭筋と烏口腕筋の間を走行する筋皮神経を同定する（図2a）。筋皮神経は、プローブを近位方向にスライドさせると腋窩動脈周囲に近づいていく。

③筋皮神経を同定したら、平行法で外側（頭側）から穿刺し、周囲に局所麻酔薬を投与する（図2b）。

④再び腋窩動脈の短軸像を画面中央に描出し、腋窩動脈の真下に広背筋腱が見えるようにプローブを中枢または末梢方向にスライドさせて調節する。腋窩動脈を取り囲む正中神経、橈骨神経、尺骨神経を同定するが、分かりにくいこともある（図2c）。神経の走行にはバリエーションが多いが、外側（頭側）が画面の左側となるように描出して腋窩動脈を時計に見立てると、正中神経は9〜12時、橈骨神経は4〜6時、尺骨神経は1〜4時に方向にあることが多い[2]。

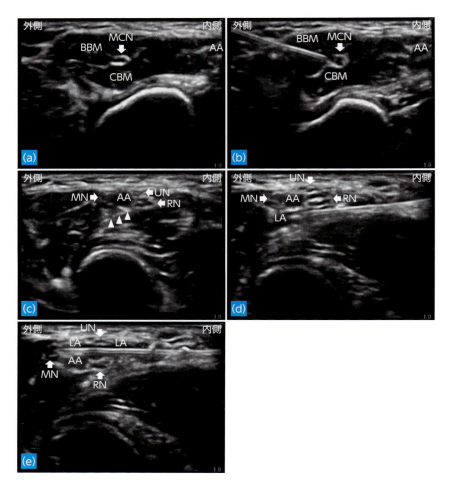

図2 腋窩腕神経叢ブロック（2歳男児、体重 12.2 kg）

小児用リニアプローブ（L25x/13-6、富士フイルムメディカル株式会社）および、25 G ショートベベル針（八光麻酔針）を使用。
MCN：筋皮神経、BBM：上腕二頭筋、CBM：烏口腕筋、AA：腋窩動脈、MN：正中神経、RN：橈骨神経、UN：尺骨神経、LA：局所麻酔薬

(a) 腋窩動脈が見える部位から外側にプローブをスライドさせ、上腕二頭筋と烏口腕筋の間を走行する筋皮神経が描出されている。
(b) 平行法で外側から穿刺し、針先が筋皮神経に向かっている。
(c) 腋窩動脈を取り囲む正中神経、橈骨神経、尺骨神経および広背筋腱（矢頭）が描出されている。
(d) 平行法で内側から穿刺し、橈骨神経の下側に局所麻酔薬を投与して剥離しながら腋窩動脈の真下まで針を進め、正中神経の下側に局所麻酔薬を投与している。
(e) 針を引き戻して橈骨神経と尺骨神経の周囲に局所麻酔薬を投与したところ、神経の間が広がったため、その隙間を液性剥離しながら腋窩動脈の上にそって針を進め、針先が正中神経に向かっている。

⑤平行法で外側（頭側）または内側（尾側）から穿刺し、3つの神経の周囲にそれぞれ局所麻酔薬を投与する（図 2d、e）。神経の同定が難しい場合は、腋窩動脈の周囲を取り囲むように局所麻酔薬を投与してもよいが、広背筋腱が見える部位で投与するのがブロック成功のコツである[3]。

鎖骨上腕神経叢ブロックの穿刺手技

①穿刺は仰臥位で行う。上肢を体幹に着けて、頸部をやや対側に傾ける。穿刺側の肩の下に枕など入れると穿刺スペースを確保しやすい。

②鎖骨の上縁に平行にプローブを当て、腕神経叢、鎖骨下動脈の短軸像、第一肋骨を描出する（図 3a）。腕神経叢が第一肋骨の上に乗ってくる位置が、胸膜穿刺をしにくい安全な穿刺部位である。プローブを頭側に傾け、尾側をのぞきこむようにすると描出が良くなることがある。

③平行法で外側から穿刺し、第一肋骨と腕神経叢の背側の間に針先を進め、局所麻酔薬を投与して腕神経叢が浮き上がるようにする（図 3b）。胸膜を穿刺しないように注意する。

④針を引き戻して、腕神経叢の腹側（画面上側）に針先を進めながら局所麻酔薬を投与する（図 3c）。

局所麻酔薬投与量

どちらのアプローチでも、投与量の目安は 0.25～0.375％ロピバカインを 0.3～0.4 ml/kg（腋窩腕神経叢ブロックでは各神経の合計）としている。小児の超音波ガイド下腕神経叢ブロックにおいて、95％の患者でブロックが有効となる 0.2％ロピバカインの容量は、腋窩腕神経叢ブロックでは 0.28 ml/kg、鎖骨上腕神経叢ブロックでは 0.195 ml/kg と報告されており[4, 5]、もっと少量でも良いのかもしれない。特に極量が問題となることはないが、血管内注入には注意が必要である。

合併症

血管穿刺、血管内注入による局所麻酔中毒、気胸（鎖骨上腕神経叢ブロック）、横隔神経麻痺（斜角筋間腕神経叢ブロックで有名であるが、鎖骨上腕神経叢ブロックでも起こりうる[2]）

針先の正確な描出が重要である。

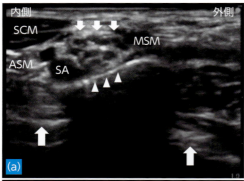

(a) 腕神経叢、鎖骨下動脈の短軸像、第一肋骨が描出されている。

(b) 平行法で外側から穿刺し、第一肋骨と腕神経叢の背側の間に針先を進めて局所麻酔薬を投与したところ、腕神経叢が浮き上がってきている。

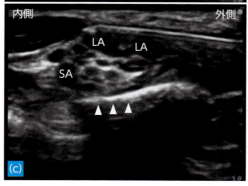

(c) 針を引き戻して、腕神経叢の腹側（画面上側）に針先を進めながら局所麻酔薬を投与している。

図3 鎖骨上腕神経叢ブロック（6歳男児、体重 17.5kg）
小児用リニアプローブ（L25x/13-6）および、22G 神経ブロック針（ソノレクトニードル）を使用
短矢印：腕神経叢、長矢印：胸膜、矢頭：第一肋骨
SA：鎖骨下動脈、ASM：前斜角筋、MSM：中斜角筋、SCM：胸鎖乳突筋、LA：局所麻酔薬

引用文献

1. Pearson AME, et al. New blocks on the kids : core basic nerve blocks in paediatric anaesthesia. Anaesthesia 2023 ; 78 : 3-8.
2. Merella F, et al. Ultrasound-guided upper and lower extremity nerve blocks in children. BJA Educ 2020 ; 20 : 42-50.
3. Gray AT. The conjoint tendon of the latissimus dorsi and teres major : an important landmark for ultrasound-guided axillary block. Reg Anesth Pain Med 2009 ; 34 : 179-80.
4. Chen L, et al. Minimum effective volume of 0.2% ropivacaine for ultrasound-guided axillary brachial plexus block in preschool-age children. Sci Rep 2021 ; 11 : 17002.
5. Liu L, et al. Median effective volume of 0.2% ropivacaine for ultrasound-guided supraclavicular brachial plexus block in children aged 1-6 years : a prospective dose-finding study. Front Pediatr 2023 : 11 : 1157447.

2 各論（Plan A ブロック +α）
3 下肢

A 大腿神経ブロック

概要・解剖・適応

　大腿神経は腰神経叢の枝であり、鼠径部付近では大腿動静脈の外側で腸骨筋膜の下を走行する。大腿前面から膝の皮膚知覚、下腿内側の皮膚知覚（伏在神経）、大腿骨の一部の知覚を支配する。小児の Plan A ブロックに含まれ、股関節、大腿骨、膝の手術が適応となる[1]。大腿神経が腸骨筋膜の下を走行し、大腿動静脈とは別のコンパートメントに存在することを理解していれば、それほど難易度の高いブロックではないといえる。後ろ向き研究ではあるが、幼児から学童期の小児患者の大腿骨骨折に対する救急外来での超音波ガイド下大腿神経ブロックの有効性が報告されている[2,3]。また、小児の膝関節鏡手術においても、大腿神経ブロックは局所麻酔薬の関節内投与に比較して鎮痛効果が優れていたと報告されている[4]。しかし、小児においても大腿神経ブロックによる筋力低下の可能性は指摘されており、注意が必要である[5]。

超音波プローブ/周波数

小児用リニアプローブ 13〜6 MHz、ホッケースティック型プローブ 13〜6 MHz

体格が大きくなれば、成人用リニアプローブでも可能

ブロック針/サイズ

25 G ショートベベル針、25 G ロングベベル針、22 G 神経ブロック針

どれでも可能であるが、直接神経をターゲットとするため、針先が「鋭」であるロングベベル針は避けた方が無難かもしれない。

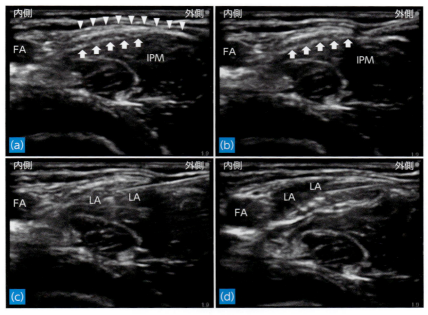

図　大腿神経ブロック（5 歳女児、体重 15 kg）

小児用リニアプローブ（L25x/13-6、富士フイルムメディカル株式会社）および、22 G 神経ブロック針（ソノレクトニードル）を使用。
FA：大腿動脈、IPM：腸腰筋、LA：局所麻酔薬
(a) 鼠径溝にプローブをあて、大腿動脈の短軸像と、その外側で腸骨筋膜（矢頭）の下にある大腿神経（矢印）が描出されている。
(b) 平行法で外側から穿刺し、針先が大腿神経（矢印）に向かっている。
(c) 腸骨筋膜を貫いて、大腿神経の背側（画面下側）に局所麻酔薬を投与している。
(d) 針先を調節して大腿神経の腹側（画面上側）に進めながら局所麻酔薬を投与している。

大腿神経ブロックの穿刺手技

① 穿刺は仰臥位で行う。下肢をやや外転および外旋し[6]、鼠径溝にプローブをあて、大腿動脈の短軸像と、その外側にある大腿神経を描出する（図a）。鼠径溝に平行というよりは、体軸に対して垂直にプローブを当て、CT の水平断のような画像にした方が神経の描出が良くなることが多い。

② 平行法で外側から穿刺し、腸骨筋膜を貫いて、大腿神経の周囲に局所麻酔薬を投与する。大腿神経の腹側（画面上側）および背側（画面下側）に針を移動させながら、神経周囲を取り囲むように投与する（図 b〜d）。

乳幼児では図のように皮膚から 5 mm 未満の浅い部位に大腿神経が描出されることも多く、かなり穿刺針を寝かせる必要がある。

 ## 局所麻酔薬投与量

投与量の目安は 0.25～0.375% ロピバカインを 0.3～0.4 ml/kg としている。特に極量が問題となることはないが、血管内注入には注意が必要である。

 ## 合併症

血管穿刺、神経損傷

針先の正確な描出が重要である。

引用文献

1. Pearson AME, et al. New blocks on the kids：core basic nerve blocks in paediatric anaesthesia. Anaesthesia 2023；78：3-8.
2. Leslie LK, et al. Impact of ultrasound-guided femoral nerve blocks in the pediatric emergency department. Pediatr Emerg Care 2014；30：227-9.
3. Heffler MA, et al. Ultrasound-Guided Regional Anesthesia of the Femoral Nerve in the Pediatric Emergency Department. Pediatr Emerg Care 2023；39：e30-4.
4. Schloss B, et al. A retrospective review of femoral nerve block for postoperative analgesia after knee surgery in the pediatric population. J Pediatr Orthop 2014；34：459-61.
5. Luo TD, et al. Femoral nerve block is associated with persistent strength deficits at 6 months after anterior cruciate ligament reconstruction in pediatric and adolescent patients. Am J Sports Med 2015；43：331-6.
6. Merella F, et al. Ultrasound-guided upper and lower extremity nerve blocks in children. BJA Educ 2020；20：42-50.

2 各論（Plan A ブロック +α）
3 下肢

B 膝窩部坐骨神経ブロック

概要・解剖・適応

　坐骨神経は仙骨神経叢（L4 の下半分、L5、S1〜3 の前枝から構成される）の一部であり、大腿後面を下行し、膝窩より中枢で脛骨神経と総腓骨神経に分かれる。下腿の知覚は、伏在神経支配である内側の皮膚知覚を除けばほぼ坐骨神経が支配するため、大腿神経ブロックまたは伏在神経ブロックを組み合わせれば、下腿の手術はほぼカバーできる。膝窩部坐骨神経ブロックは小児の Plan A ブロックに含まれており、下腿や足関節の手術、多合趾症手術などが適応となる[1]。小児の下肢手術には仙骨硬膜外ブロックが用いられることが多いが[2]、持続時間が短いことと、局所麻酔薬の量が多くなることが難点である。小児の下肢手術において、大腿神経と坐骨神経ブロックの組み合わせは仙骨硬膜外ブロックと比較して鎮痛効果が延長し、術後のオピオイド使用量が減少することが報告されている[3]。仰臥位で施行する場合には超音波画面と実際の上下が反対となるため（画像の上下反転で対応できるが）、慣れないと難しいかもしれない。しかし、小さい患児では比較的簡単に腹臥位にできるため、腹臥位で行えばそれほど難易度の高い手技ではないといえる[4]。

超音波プローブ/周波数

　小児用リニアプローブ 13〜6 MHz、ホッケースティック型プローブ 13〜6 MHz

体格が大きくなれば、成人用リニアプローブでも可能

ブロック針/サイズ

　25 G ショートベベル針、25 G ロングベベル針、22 G 神経ブロック針

どれでも可能であるが、直接神経をターゲットとするため、針先が「鋭」

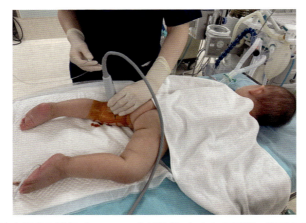

図1 膝窩部坐骨神経ブロックの穿刺体位（10か月男児、体重8.9 kg）
麻酔導入後、患児を腹臥位にして左の膝窩部坐骨神経ブロックを施行しようとしている。

であるロングベベル針は避けた方が無難かもしれない。

膝窩部坐骨神経ブロックの穿刺手技

① 穿刺は仰臥位でも側臥位でも可能であるが、特に両側の場合は腹臥位で行うと簡便である（図1）。膝窩より中枢の大腿後面にプローブをあて、膝窩動静脈の短軸像を描出し、その背側（超音波画面上の浅層）かつ外側にある坐骨神経を描出する（図2a）。プローブを頭尾側方向に平行移動（第Ⅰ章 1小児の超音波ガイド下中心静脈カテーテル留置sweep scan technique p4参照）し、坐骨神経が脛骨神経と総腓骨神経に分岐する箇所より中枢を探す。患者によって穿刺しやすい部位は異なるかもしれない。坐骨神経はこの部位では膝窩に向かうにつれて浅層に向かって走行するため、プローブを頭側に傾けて超音波ビームをやや尾側に振ることにより、超音波が神経に垂直に当たるために描出が良くなる[5]。

② 平行法で、プローブから少し離れた位置で外側または内側の大腿側面から穿刺し、坐骨神経の周囲に局所麻酔薬を投与する。坐骨神経の腹側および背側に針を移動させながら、神経周囲を取り囲むように投与する（図2b～d）。なるべくプローブに平行な角度で穿刺できれば針の描出は良好となる。しかし、小児では成人と比較して浅い位置に目標の神経が

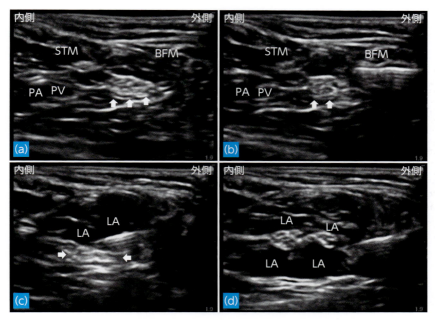

図2 膝窩部坐骨神経ブロック（11か月男児、体重9.7 kg）

小児用リニアプローブ（L25x/13-6、富士フイルムメディカル株式会社）および、22G 神経ブロック針（ソノレクトニードル）を使用。
STM：半腱様筋、BFM：大腿二頭筋、PA：膝窩動脈、PV：膝窩静脈、LA：局所麻酔薬

(a) 腹臥位で膝窩より中枢の大腿後面にプローブをあて、膝窩動静脈の短軸像および、その背側（超音波画面上の浅層）かつ外側にある坐骨神経（矢印）が描出されている。
(b) 平行法で外側から穿刺し、針先が坐骨神経（矢印）の背側（超音波画面上の浅層）に向かっている。
(c) 坐骨神経（矢印）の背側（超音波画面上の浅層）に局所麻酔薬を投与している。
(d) 針先を調節して坐骨神経の腹側（超音波画面上の深層）に進めながら局所麻酔薬を投与している。図では坐骨神経が内側の脛骨神経と外側の総腓骨神経に分岐しかかっている。

存在するため、大腿の後面でプローブの直下から穿刺してもそれほど角度はつかずに穿刺針が良好に描出されるので、手技自体は比較的容易である（図3）。

局所麻酔薬投与量

投与量の目安は 0.25〜0.375％ロピバカインを 0.3〜0.4 ml/kg としている。特に極量が問題となることはないが、血管内注入には注意が必要である。

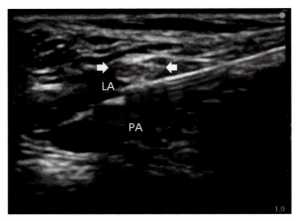

図3 膝窩部坐骨神経ブロック（1歳男児、体重9.1 kg）
小児用リニアプローブ（L25x/13-6）および、22G 神経ブロック針（ソノレクトニードル）を使用。
大腿の後面でプローブに近い部位から少し角度をつけて穿刺しているが、坐骨神経（矢印）が浅い部位にあるので穿刺針は良好に描出されている。
PA：膝窩動脈、LA：局所麻酔薬

 合併症

血管穿刺、神経損傷

針先の正確な描出が重要である。

引用文献

1. Pearson AME, et al. New blocks on the kids：core basic nerve blocks in paediatric anaesthesia. Anaesthesia 2023；78：3-8.
2. Walker BJ, et al. Complications in Pediatric Regional Anesthesia：An Analysis of More than 100,000 Blocks from the Pediatric Regional Anesthesia Network. Anesthesiology 2018；129：721-32.
3. Mahrous RSS, et al. Comparison Between Ultrasound-guided Caudal Analgesia versus Peripheral Nerve Blocks for Lower Limb Surgeries in Pediatrics：A Randomized Controlled Prospective Study. Local Reg Anesth 2022；15：77-86.
4. Merella F, Mossetti V. Ultrasound-guided upper and lower extremity nerve blocks in children. BJA Educ 2020；20：42-50.
5. 佐倉伸一編．周術期超音波ガイド下神経ブロック（改訂第2版）．東京；真興交易医書出版部；2014.

2 各論（Plan A ブロック ＋α）
4 その他

A 陰茎背神経ブロック
(Dorsal penile nerve block：DPNB)

概要・解剖・適応

　陰茎背神経は陰部神経の枝であり、恥骨の下部を表層に向かい、陰茎提靭帯で左右に分かれた恥骨下腔を走行する（図1）。陰茎基部では、陰茎背面に左右1本ずつ存在する陰茎背動脈の外側を走行し、陰茎背側および亀頭の知覚を支配する（図2）。陰茎背神経ブロック（dorsal penile nerve block：DPNB）により同部位の知覚神経が遮断されるため、小児領域では包茎手術や遠位尿道下裂手術が良い適応である。1989年にランドマーク法により左右の恥骨下腔に局所麻酔薬を投与する報告がなされ[1]、その後のメタ解析でも、新生児の包茎手術におけるDPNBの有用性が報告されている[2]。超音波で恥骨下腔の矢状断（長軸像）を描出し、交差法で穿刺を行う方法[3]が報告され

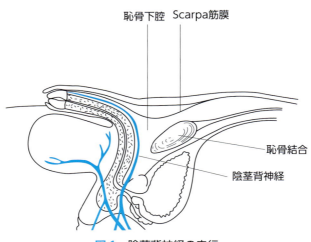

図1　陰茎背神経の走行

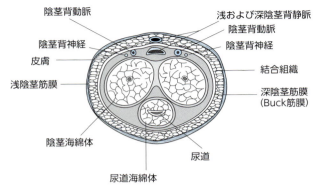

図2 陰茎基部の水平断
左右の陰茎背神経は左右の陰茎背動脈の外側を走行する。

てからは、超音波ガイド下穿刺の報告も増えてきた。小児の包皮環状切開において超音波ガイド下DPNBと仙骨硬膜外ブロックを比較した観察研究では、DPNBは術後の疼痛スコアおよび術後鎮痛薬を必要とした割合が低く、両親の満足度も高かった[4]。小児の包皮環状切開における超音波ガイド下DPNBとランドマーク法の比較に関しては、追加の鎮痛薬が必要になるまでの時間が長く、術中のオピオイド投与量が少なかったという観察研究もあれば[5]、術中のオピオイド投与量や術後の鎮痛薬使用量は変わらなかったというランダム化比較試験もある[6]。超音波ガイド下で施行することにより、ランドマーク法に比較してブロック失敗率が低かったという報告もある[7]。ランドマーク法に熟練した術者が行えば効果は変わらないのかもしれないが、合併症を防ぐという観点からも超音波ガイド下穿刺に慣れておいた方がいいだろう。

超音波プローブ/周波数

小児用リニアプローブ 13～6 MHz、ホッケースティック型プローブ 13～6 MHz

体格が大きくなれば、成人用リニアプローブでも可能

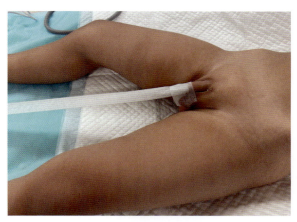

図3　テープによる陰茎の牽引
短く切ったテープを用いてT字状に二重に重ね合わせて貼っている。

ブロック針/サイズ

25 G ショートベベル針、25 G ロングベベル針、22 G 神経ブロック針

どの針を使用しても正確な針先を描出している限りは大きな問題はないと考えられるが、陰茎海綿体を穿刺しないように注意を払う。

DPNBの穿刺手技（長軸平行法[8]）

①穿刺は仰臥位で行う。陰茎をテープで尾側方向に牽引する（図3）。消毒液でテープが剥がれてくることがあるため、短く切ったテープを用いてT字状に二重に重ね合わせて貼ると剥がれにくい。右利きの術者の場合は、超音波装置を患者の右側に配置し、患者の左側に立って穿刺するとやりやすい。

②超音波プローブを陰茎の基部で体軸と平行に当て、陰茎海綿体および恥骨下腔の矢状断（長軸像）を描出する（図4a）。陰茎海綿体がもっとも太く見える正中を確認し、そこからわずかに患者の右側にスライドし、右側の恥骨下腔を描出する（左側からでも可）。

③平行法で頭側から穿刺をし、scarpa筋膜の下部（背側）の恥骨下腔に局所麻酔薬を投与する（図4b、c、図5）。

④恥骨下腔は陰茎提靱帯により左右に分かれているため、反対側も同様の

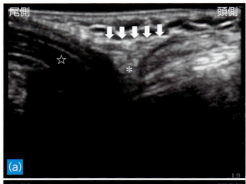
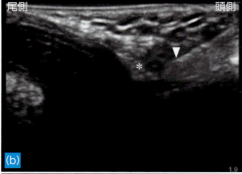
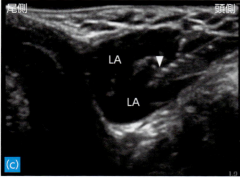

(a) 恥骨下腔および陰茎海綿体の矢状断（長軸像）が描出されている。

(b) 平行法で頭側から穿刺し、scarpa 筋膜の下部（背側）の恥骨下腔に穿刺針（矢頭）が向かっている。

(c) 局所麻酔薬が投与され、恥骨下腔に広がっている。

図4 DPNB（長軸平行法）（4歳男児、体重 15 kg）
小児用リニアプローブ（L25x/13-6、富士フイルムメディカル株式会社）および、22 G 神経ブロック針（ソノレクトニードル）を使用。
☆：陰茎海綿体、矢印：Scarpa 筋膜、＊：恥骨下腔、矢頭：穿刺針先端、LA：局所麻酔薬

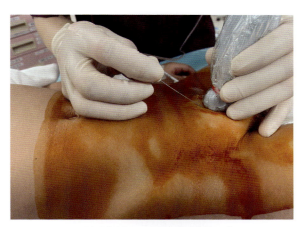

図 5　長軸平行法による陰茎背神経ブロック
患者の左側に立ち、小児用リニアプローブ（L25x/13-6）および、22 G 神経ブロック針（ソノレクトニードル）を用いて平行法で頭側から穿刺している。

手順で行う。先に投与された局所麻酔薬により陰茎提靱帯が midline shift を起こし（図 6b 参照）、矢状断であたかももう片方の恥骨下腔にも局所麻酔薬が投与されているように見えることがある。また、それにより反対側の恥骨下腔の確認がやや難しくなる。

DPNB の穿刺手技（短軸平行法）

①セッティングは長軸平行法と同様。術者の立つ位置はどちら側でもよい。
②長軸平行法と同様に、超音波プローブを陰茎の基部で体軸と平行に当て、陰茎海綿体および恥骨下腔の矢状断（長軸像）を描出する。そこからプローブを 90° 回転させて、恥骨下腔の水平断（短軸像）を描出し、平行法で外側から穿刺する（図 6）。反対側も同様に行う。

局所麻酔薬投与量

投与量の目安は、0.25％ロピバカインを片側 0.1 ml/kg で合計 0.2 ml/kg としている[1,6]。特に極量が問題となることはない。

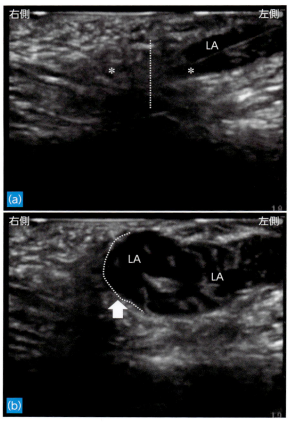

図6 DPNB（短軸平行法）（9歳男児、体重33 kg）
小児用リニアプローブ（L25x/13-6）および、22 G神経ブロック針（ソノレクトニードル）を使用。
＊：恥骨下腔、点線：陰茎提靱帯、LA：局所麻酔薬
(a) 恥骨下腔の水平断（短軸像）を描出し、平行法で外側から穿刺し、左恥骨下腔に局所麻酔薬を投与している。
(b) 局所麻酔薬投与終了後、陰茎提靱帯（矢印）が右恥骨下腔に向かって midline shift している。

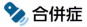 合併症

陰茎穿刺、血管穿刺による出血・血腫

どのアプローチであれ、必ず穿刺針先端を描出して穿刺することが大事である。

引用文献

1. Dalens B, et al. Penile block via the subpubic space in 100 children. Anesth Analg 1989；69：41-5.
2. Brady-Fryer B, et al. Pain relief for neonatal circumcision. Cochrane Database Syst Rev 2004；CD004217.
3. Sandeman DJ, et al. Ultrasound guided dorsal penile nerve block in children. Anaesth Intensive Care 2007；35：266-9.
4. Ozen V, et al. A comparison of the postoperative analgesic effectiveness of low dose caudal epidural block and US-guided dorsal penile nerve block with in-plane technique in circumcision. J Pediatr Urol 2020；16：99-106.
5. Suleman MI, et al. Ultrasound Guided In-Plane Penile Nerve Block for Circumcision：A New, Modified Technique Suggests Lower Anesthetic Volume and Narcotic Use. Middle East J Anaesthesiol 2016；23：647-53.
6. Teunkens A, et al. Dorsal penile nerve block for circumcision in pediatric patients：A prospective, observer-blinded, randomized controlled clinical trial for the comparison of ultrasound-guided vs landmark technique. Paediatr Anaesth 2018；28：703-9.
7. Faraoni D, et al. Does ultrasound guidance improve the efficacy of dorsal penile nerve block in children? Paediatr Anaesth 2010；20：931-6.
8. Fujiwara T, et al. Ultrasound-guided dorsal penile nerve block in children：In-plane technique. Paediatr Anaesth 2023；33：499.

2 各論（Plan A ブロック +α）
4 その他

B 仙骨硬膜外ブロック

概要・解剖・適応

　仙骨硬膜外ブロックの歴史は非常に古いが[1]、近年の大規模な2つの観察研究によると、小児の区域麻酔のなかでもっとも頻用されている手技である[2,3]。仙骨裂孔から硬膜外腔に局所麻酔薬を注入する硬膜外麻酔であり、S領域からL領域、小児では投与量を増やせば、T10以上まで麻酔域を得ることも可能である。したがって、下肢の手術や、尿道下裂修復術、臍下までの手術などが適応となる。手技に慣れれば簡便で非常に効果的であり、小児のPlan A ブロックに含まれているのもうなずける[4]。ランドマーク法で穿刺することが多いと思われるが、穿刺に難渋した時などのために、超音波ガイド下穿刺に習熟しておくのも一手である。局所麻酔薬が硬膜外腔に広がっていく様子を超音波ガイド下でリアルタイムに確認できるのは大きなメリットである[5]。穿刺部の感染、凝固障害、仙骨部の奇形（毛巣洞、二分脊椎、脊髄係留症候群など）がある場合は禁忌である[5]。

超音波プローブ/周波数

> 小児用リニアプローブ 13〜6 MHz、ホッケースティック型プローブ 13〜6 MHz

体格が大きくなれば、成人用リニアプローブでも可能

ブロック針/サイズ

> 25 G ショートベベル針、25 G ロングベベル針、22 G 神経ブロック針

　どの針を使用しても正確な針先を描出している限りは大きな問題はないと考えられる。体格が大きくなってくると、短い針では硬膜外腔まで到達できない可能性がある。

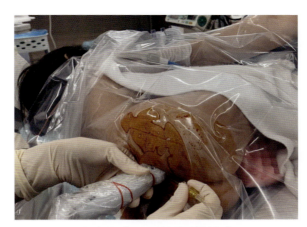

図1　超音波ガイド下仙骨硬膜外ブロック
左側臥位で超音波ガイド下に仙骨硬膜外ブロックを行っている。

仙骨硬膜外ブロックの穿刺手技

① 術者が右利きの場合、通常のランドマーク穿刺と同様に左側臥位で行う（図1）。硬膜嚢の下端は新生児ではS3〜4レベルで、1歳を超えるとS1〜2レベルになるが、S2〜3レベルより尾側にある症例が8％程度存在する[6]。側臥位で頸部、股関節、膝関節を最大限屈曲させると硬膜嚢が頭側にシフトするため[7]、くも膜下穿刺を避けるためにも体位はしっかりとった方が安全である。

② 超音波プローブを体軸と垂直に当て、仙骨角、仙尾靱帯、仙骨後面を短軸像で描出する（図2a）。

③ プローブを90°回転させ、仙骨、仙尾靱帯、硬膜外腔を長軸像で描出する（図2b）。

④ 平行法で尾側より穿刺し、仙尾靱帯を貫いて硬膜外腔に到達したら局所麻酔薬を投与する（図2c、d）。

側臥位での平行法は技術的にやや難しい。針の描出に苦労することがあるが、そんな時は冷静にプローブと針の位置関係を確認してみるとよい。自分で思っている以上に両者の軸がずれていることが多い。

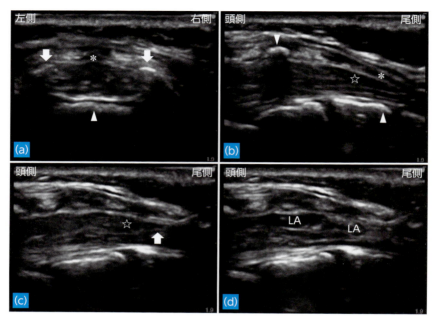

図2 超音波ガイド下仙骨硬膜外ブロック（1歳女児、体重8.3 kg）
小児用リニアプローブ（L25x/13-6、富士フイルムメディカル株式会社）および、25 G
ロングベベル針（八光麻酔針）を使用。
矢印：仙骨角、矢頭：仙骨、＊：仙尾靱帯、☆：硬膜外腔、LA：局所麻酔薬
(a) 短軸像で仙骨角、仙尾靱帯、仙骨が描出されている。
(b) 長軸像で硬膜外腔が描出されている。
(c) 平行法で尾側から穿刺し、針先（矢印）が仙尾靱帯を貫いて硬膜外腔に到達している。
(d) 局所麻酔薬が投与され、硬膜外腔に広がっている。

局所麻酔薬投与量

投与量の目安は、目的とするレベルがS領域であれば0.5 ml/kg、L領域では1.0 ml/kg、T10では1.25 ml/kgである[5]。0.2%ロピバカインを1.25 ml/kg投与すると、ロピバカインの投与量としては2.5 mg/kgとなるため、ぎりぎりThe New York School of Regional Anesthesia(NYSORA)[8]の極量の範囲内である。新生児に行う場合には投与量や濃度に注意が必要である。

合併症

局所麻酔薬中毒、くも膜下投与、血管内注入

引用文献

1. Campbell MF. Caudal anesthesia in children. J Urol 1933；30：245e50.
2. Ecoffey C, et al. Epidemiology and morbidity of regional anesthesia in children：a follow-up one-year prospective survey of the French-Language Society of Paediatric Anaesthesiologists（ADARPEF）. Paediat Anaesth 2010；20：1061-9.
3. Walker BJ, et al. Complications in Pediatric Regional Anesthesia：An Analysis of More than 100,000 Blocks from the Pediatric Regional Anesthesia Network. Anesthesiology 2018；129：721-32.
4. Pearson AME, et al. New blocks on the kids：core basic nerve blocks in paediatric anaesthesia. Anaesthesia 2023；78：3-8.
5. Wiegele M, et al. Caudal epidural blocks in paediatric patients：a review and practical considerations. Br J Anaesth 2019；122：509-17.
6. Shin SK, et al. Ultrasound evaluation of the sacral area and comparison of sacral interspinous and hiatal approach for caudal block in children. Anesthesiology 2009；111：1135-40.
7. Koo BN, et al. The effect of flexion on the level of termination of the dural sac in paediatric patients. Anaesthesia 2009；64：1072-6.
8. Regional Anesthesia in Pediatric Patients：General Considerations. NYSORA—World Leader in Anesthesiology Education. https://www.nysora.com/regional-anesthesia-pediatric-patients-general-considerations/［accessed 24 February 2024］.

2 各論（Plan A ブロック +α）
4 その他
C 上顎神経ブロック

 概要・解剖・適応

　上顎神経は、三叉神経の第2枝であり、正円孔から頭蓋外に出て、翼口蓋窩で頬骨神経、翼口蓋神経、眼窩下神経に分かれる。下眼瞼から頬部および鼻の一部・上口唇の皮膚知覚、鼻腔、上顎歯、口腔内粘膜、咽頭の感覚を支配する神経である。小児領域では、口唇口蓋裂手術、抜歯手術、口蓋扁桃摘出術、アデノイド切除術などが適応となる。

　小児の口蓋裂手術において、頬骨上アプローチによる上顎神経ブロックはコントロールに比べて、疼痛スコアが減少したという報告と不変であったという報告があるが、両研究ともに術後の鎮痛薬使用量は少なかったとされている[1, 2]。また、これらの結果を受けて、PROSPECT（procedure specific postoperative pain management）では、口蓋裂手術において頬骨上アプローチによる上顎神経ブロックを術前に行うことが推奨されている[3]。また、小児の口蓋扁桃摘出術においても、上顎神経ブロックはコントロールに比べて術後のオピオイド使用量を減少させ、オピオイドフリーの達成率も高かったと報告されている[4]。頬骨弓の頭側から穿刺する頬骨上アプローチのほかに、尾側から穿刺する頬骨下アプローチ（交差法[5]、平行法[6]）など、複数のアプローチが報告されているが、どれが最適かはわかっていない。本稿では、当院で行っている頬骨弓の尾側から交差法で穿刺する方法について紹介する。日本区域麻酔学会公認小児神経ブロックハンズオンセミナーを受講したのがきっかけで本格的に始めた手技であるが、口腔外科手術のみならず、上顎神経ブロックだけでは完全には鎮痛しきれないはずの口蓋扁桃摘出手術でも臨床的効果を実感している。

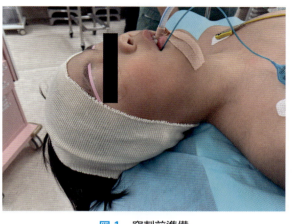

図1　穿刺前準備
挿管チューブのテープ固定が頬部にかからないようにして、消毒液が耳に入らないように両耳をガードしている。

超音波プローブ/周波数

> 小児用リニアプローブ 13〜6 MHz、ホッケースティック型プローブ 13〜6 MHz、小児用コンベックスプローブ 8〜3 MHz

体格が大きくなれば、成人用リニアプローブ、成人用コンベックスプローブでも可能

ブロック針/サイズ

> 25 G ショートベベル針、25 G ロングベベル針、22 G 神経ブロック針

どれでも可能である。体格が大きくなるとターゲットの深さが4〜5 cm程度になるので、針の長さを考えて選択する。

上顎神経ブロックの穿刺手技

①穿刺は仰臥位で行う。挿管チューブのテープ固定が頬部にかからないようにすることと、消毒液が耳に入らないようにガードするのがポイントである（図1）。
②頸部をやや対側に傾け、頬骨弓の下で上顎結節と下顎骨の筋突起にまたがるようにプローブを当て、その隙間にある蝶形骨の翼状突起外側板を

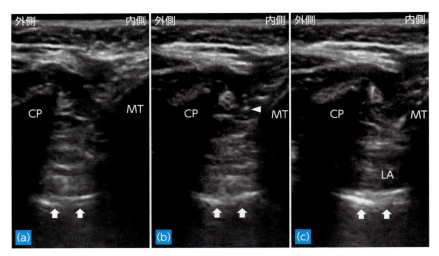

図2 上顎神経ブロック（5歳女児、体重16 kg）
小児用リニアプローブ（L25x/13-6、富士フイルムメディカル株式会社）および、22 G 神経ブロック針（ソノレクトニードル）を使用。
CP：下顎骨筋突起、MT：上顎結節、LA：局所麻酔薬
(a) 頬骨弓の下で上顎結節と下顎骨の筋突起にまたがるようにプローブを当て、その隙間にある蝶形骨の翼状突起外側板（矢印）が描出されている。
(b) 交差法で穿刺し、針先（矢頭）が上顎結節と下顎骨筋突起の隙間に描出され、翼状突起外側板（矢印）に向かっている。
(c) 針先が翼状突起外側板に当たったところで局所麻酔薬を投与し、翼状突起外側板の上の外側翼突筋内に広がっている。

描出する（図2a）。少し尾側にスライドしつつ頭側をのぞき込むような操作が必要となる。

③交差法でプローブの頭側または尾側から穿刺し（図3）、翼状突起外側板に当たるまで針を進め、局所麻酔薬を投与する（図2b、c）。図4の頭蓋骨模型による解説も参考にしていただきたい。体格が大きくなれば、小児用コンベックスプローブでも穿刺可能である（図5）。

穿刺角度には注意する必要がある。小児用リニアプローブ（L25x/13-6、富士フイルムメディカル株式会社）には厚みがあり、超音波ビームが出ているプローブの中心から端まで約6 mmの距離がある。仮に深さ4 cmをターゲットとする場合は、プローブに接する部位から81.5°の角度で穿刺すると、針先が超音波ビームに達した時に4 cmの深さに描出されることになる。したがって、ターゲットが深い位置にあるこのアプローチでは、思った以上に

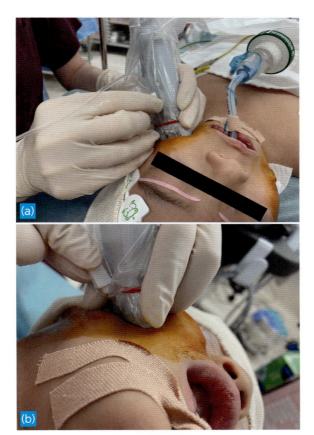

図3 交差法による頬骨弓下アプローチ
(a) プローブの頭側から穿刺している。
(b) プローブの尾側から穿刺している。

針を立ててプローブとほぼ平行になるように穿刺する必要がある（図6）。

（注1）
　当初はプローブの頭側から穿刺していたが、交差法ではどうしても針先が翼口蓋窩から離れていく方向に進んでしまうためか、効果不良のことも多かった。プローブの尾側から穿刺するようになってからは、ブロックの効果は安定している印象である。

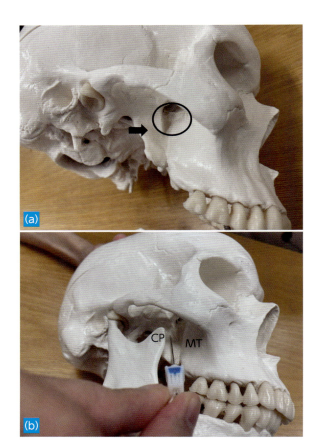

図 4 交差法による頰骨弓下アプローチ（頭蓋骨模型での解説）
CP：下顎骨筋突起、MT：上顎結節
 (a) 丸が翼口蓋窩で、矢印が翼状突起外側板である。写真では下顎骨を外している。
 (b) 上顎結節と下顎骨筋突起の隙間を穿刺し、針先が翼状突起外側板に当たっている。

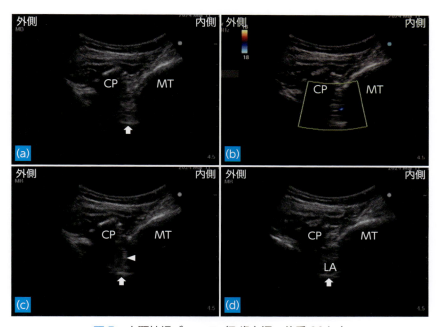

図5 上顎神経ブロック（7歳女児、体重23 kg）

小児用コンベックスプローブ（C35x、富士フイルムメディカル株式会社）および、22 G神経ブロック針（ソノレクトニードル）を使用。
CP：下顎骨筋突起、MT：上顎結節、LA：局所麻酔薬
(a) 頬骨弓の下で上顎結節と下顎骨の筋突起にまたがるようにプローブを当て、その隙間にある蝶形骨の翼状突起外側板（矢印）が描出されている。
(b) カラードプラで顎動脈が描出されている。
(c) 交差法で穿刺し、針先（矢頭）が上顎結節と下顎骨筋突起の隙間に描出され、翼状突起外側板（矢印）に向かっている。
(d) 針先が翼状突起外側板に当たったところで局所麻酔薬を投与し、翼状突起外側板の上の外側翼突筋内に広がっている。

（注2）
　　超音波ガイド下上顎神経ブロックの文献を調べていると、その解剖の理解に難渋するかもしれない。その原因として、超音波画像上で下顎骨筋突起（図2参照）であるはずの構造物を誤って蝶形骨（翼状突起外側板）としてしまっている過去の文献がいくつかあることが挙げられる[7,8]。頭蓋骨模型（図4）を見ればわかるが、蝶形骨は浅い位置には描出されない。

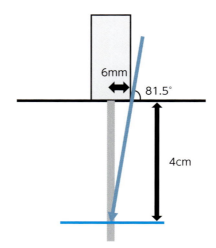

図 6　穿刺角度について
超音波ビームが出ているプローブの中心から端までの距離を 6 mm とする。深さ 4 cm をターゲットとする場合は、プローブに接する部位から 81.5° の角度で穿刺すると、針先が超音波ビームに達した時に 4 cm の深さに描出されることになる。

> （注 3）
> 　C35x プローブは小児用コンベックスプローブというわけではないが、成人に用いられる大きなコンベックスプローブとの区別のために小児用と表現させていただく。

🏷 局所麻酔薬投与量

　投与量の目安は、0.25〜0.375％ロピバカインを片側 0.15 ml/kg ずつで合計 0.3 ml/kg としている。特に極量が問題となることはない。

🏷 合併症

穿刺部の出血、血腫、頸動脈穿刺

　針先の正確な描出が重要である。
　また、穿刺直後に短時間圧迫するのが効果的である。

引用文献

1. Abu Elyazed MM, et al. Bilateral suprazygomatic maxillary nerve block versus palatal block for cleft palate repair in children : a randomized controlled trial. Egypt J Anaesth 2018 ; 34 : 83-8.
2. Chiono J, et al. Bilateral suprazygomatic maxillary nerve block for cleft palate repair in children : a prospective, randomized, double-blind study versus placebo. Anesthesiology 2014 ; 120 : 1362-9.
3. Suleiman NN, et al. PROSPECT Working Group. Perioperative pain management for cleft palate surgery : a systematic review and procedure-specific postoperative pain management（PROSPECT）recommendations. Reg Anesth Pain Med 2024 : rapm-2023-105024.
4. Lin C, et al. Suprazygomatic Maxillary Nerve Blocks and Opioid Requirements in Pediatric Adenotonsillectomy : A Randomized Clinical Trial. JAMA Otolaryngol Head Neck Surg 2024 ; 150 : 564-71.
5. Takahashi H, et al. A novel approach for performing ultrasound-guided maxillary nerve block. J Clin Anesth 2017 : 43 : 61-2.
6. Kampitak W, et al. A Cadaveric Study of Ultrasound-Guided Maxillary Nerve Block Via the Pterygopalatine Fossa : A Novel Technique Using the Lateral Pterygoid Plate Approach. Reg Anesth Pain Med 2018 ; 43 : 625-30.
7. Sola C, et al. Ultrasound guidance characteristics and efficiency of suprazygomatic maxillary nerve blocks in infants : a descriptive prospective study. Paediatr Anaesth 2012 ; 22 : 841-6.
8. Nader A, et al. Ultrasound-guided trigeminal nerve block via the pterygopalatine fossa : an effective treatment for trigeminal neuralgia and atypical facial pain. Pain Physician 2013 ; 16 : E537-45.

D 星状神経節ブロック
(Stellate ganglion block：SGB)

概要・解剖・適応

　星状神経節は下頸神経節がT1の神経節と癒合したものであり、T1の高さで肋骨頸に接する部位に存在することが多い。星状神経節ブロック（stellate ganglion block：SGB）の手技はC6の椎体レベルで行われることが多く、コンパートメントブロックである。超音波ガイドでは、C6横突起前結節に付着する頸長筋内に針先を進めて局所麻酔薬を注入する[1]。頭頸部や上肢の疼痛緩和目的に行われ、ペインクリニック領域以外で施行することは少ない。特に小児領域で行うことはまずないであろう。しかし、SGBは、難治性心室性不整脈のelectrical stormの治療に用いられることがある[2]。electrical stormを起こす疾患として、カテコラミン誘発多型性心室頻拍（catecholaminergic polymorphic ventricular tachycardia：CPVT）がある。CPVTはまれな疾患であるが、運動、ストレス、カテコラミン投与などを契機に発症し、多形性の心室頻拍（ventricular tachycardia：VT）や心室細動を起こす[3]。初発の平均年齢は7〜12歳で、小児患者を専門としていれば遭遇する可能性があり、難治性の場合の治療として小児循環器科よりSGBを依頼されることがあるかもしれない。また、CPVTの治療として胸腔鏡下左交感神経節切除術が行われることがあるが[4]、術中の交感神経節に対する刺激でVT発作が起こるのを予防することを目的として、切除前に術野で交感神経節に局所麻酔薬を投与する[5]。その代替として、左SGBを行うというのも選択肢の一つとなる。

超音波プローブ/周波数

小児用リニアプローブ 13〜6 MHz、ホッケースティック型プローブ 13〜6 MHz

体格が大きくなれば、成人用リニアプローブでも可能
成人では、マイクロコンベックスプローブも使用される。

ブロック針/サイズ

25 G ショートベベル針、25 G ロングベベル針、22 G 神経ブロック針

どれでも可能であるが、体格と針の長さを考えて選択する。

SGB の穿刺手技（交差法、平行法）

①穿刺は仰臥位で行う。頸部を対側に傾け、C6 横突起前結節、頸長筋、総頸動脈、内頸静脈を描出する（図 1a、図 2a）。内頸静脈が穿刺経路にある場合には、プローブで圧迫して潰しながら少し内側によけるようにする。平行法による穿刺が理想であるが、横突起と内頸静脈の間が狭くて穿刺が困難であれば、交差法を選択する。

②交差法では C6 横突起前結節と内頸静脈の間を垂直に穿刺する（図 1b）。平行法では外側から穿刺する（図 2b）。どちらの穿刺法でも、内頸静脈に注意が必要である。

③穿刺針が頸長筋内に入ったら、局所麻酔薬を投与する（図 1c、図 2c）。

局所麻酔薬投与量

投与量の目安は、0.375％ ロピバカインを 0.1〜0.15 ml/kg としている。特に極量が問題となることはない。

合併症

血管穿刺による出血・血腫・局所麻酔薬の血管内投与、反回神経麻痺（両側のブロックは避ける）、食道穿刺、硬膜外投与、くも膜下投与

針先の正確な描出が重要である。

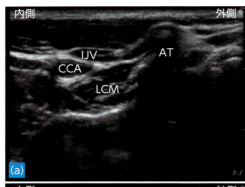

(a) C6横突起前結節、頸長筋、総頸動脈、内頸静脈が描出されている。

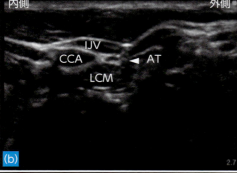

(b) C6横突起前結節と内頸静脈の間を垂直に穿刺し、針先（矢頭）が頸長筋に向かっている。

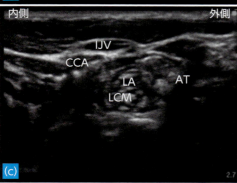

(c) 頸長筋内に投与された局所麻酔薬が広がっている。

図1 星状神経節ブロック（交差法）（14歳男児、体重44.4 kg）
リニアプローブ（HFL50x/15-6、富士フイルムメディカル株式会社）および、22 G 神経ブロック針（ソノレクトニードル）を使用。
CCA：総頸動脈、IJV：内頸静脈（プローブの圧迫で潰れている）、LCM：頸長筋、AT：C6横突起前結節、LA：局所麻酔薬

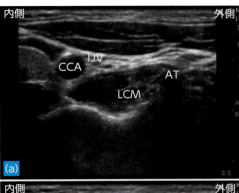

(a) C6横突起前結節、頸長筋、総頸動脈、内頸静脈が描出されている。

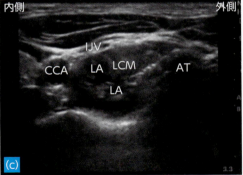

(b) 平行法で外側から穿刺し、内頸静脈とC6横突起前結節の間を進め、針先（矢頭）が頸長筋内に侵入している。

(c) 頸長筋内に投与された局所麻酔薬が広がっている。

図2 星状神経節ブロック（平行法）（14歳男児、体重67.3 kg）
リニアプローブ（HFL50x/15-6）および、22 G 神経ブロック針（ソノレクトニードル）を使用。
CCA：総頸動脈、IJV：内頸静脈（プローブの圧迫で潰れている）、LCM：頸長筋、AT：C6横突起前結節、LA：局所麻酔薬

引用文献

1. Shibata Y, et al. A new approach of ultrasound-guided stellate ganglion block. Anesth Analg 2007 ; 105 : 550-1.
2. Kowlgi GN, et al. Management of ventricular electrical storm : a contemporary appraisal. Europace 2020 ; 22 : 1768-80.
3. Leenhardt A, et al. Catecholaminergic polymorphic ventricular tachycardia in children. A 7-year follow-up of 21 patients. Circulation 1995 ; 91 : 1512-9.
4. De Ferrari GM, et al. Clinical Management of Catecholaminergic Polymorphic Ventricular Tachycardia : The Role of Left Cardiac Sympathetic Denervation. Circulation 2015 ; 131 : 2185-93.
5. Witt CM, et al. Denervation of the extrinsic cardiac sympathetic nervous system as a treatment modality for arrhythmia. Europace 2017 ; 19 : 1075-83.

2 各論（Plan A ブロック +α）
4 その他

E 浅頸神経叢ブロック

概要・解剖・適応

浅頸神経叢は、大耳介神経、小後頭神経、鎖骨上神経、頸横神経から構成される。図1のように、耳介周囲、頸部、鎖骨上部の皮膚知覚を支配する。浅頸神経叢ブロックは小児のPlan B/C/Dブロックに含まれており、ターゲットは耳の手術とされている[1]。その根拠としては、小児の鼓室形成術において大耳介神経ブロックを行うことにより、術後の悪心・嘔吐が減少したという報告が挙げられている[2]。また、小児患者の内頸静脈からの透析カテーテル留置の術中および術後鎮痛における有用性も報告されており[3]、内頸静脈からの外科的なトンネル型中心静脈カテーテル挿入術にも適応となるだろう。ほかにも、小後頭神経ブロックを目的として浅頸神経叢ブロックを行い、そのほかの頭皮ブロックと組み合わせて、小児もやもや病などの開頭手術における鎮痛補助とすることも可能である。浅頸神経叢はC4レベルの胸鎖乳突筋の後縁から表層に出てくるため、ブロックはその部位で行う。

超音波プローブ/周波数

小児用リニアプローブ 13〜6 MHz、ホッケースティック型プローブ 13〜6 MHz

体格が大きくなれば、成人用リニアプローブでも可能

ブロック針/サイズ

25 Gショートベベル針、25 Gロングベベル針、22 G神経ブロック針

どれでも可能であるが、体格と針の長さを考えて選択する。

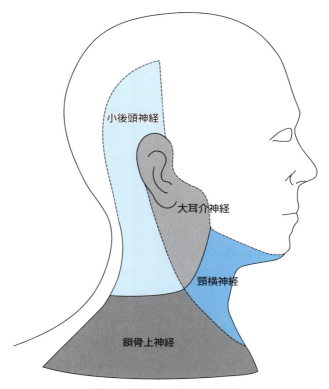

図1　浅頸神経叢の支配領域

浅頸神経叢ブロックの穿刺手技

①穿刺は仰臥位で行う。頸部を対側に傾け、C4レベルで胸鎖乳突筋の外側縁を描出する（図2a）。C7の横突起には前結節がなく後結節のみであるため、そこから数えていくとわかりやすい。小児では横突孔を通る椎骨動脈がよく見えることが多い。

②平行法で外側から穿刺し、胸鎖乳突筋の背側と椎前葉（図2a）の間を狙って針を進め、局所麻酔薬を投与する（図2b、c）。椎前葉の下に局所麻酔薬が投与されると深頸神経叢ブロックとなり、横隔神経麻痺や反回神経麻痺の可能性があるため注意する。

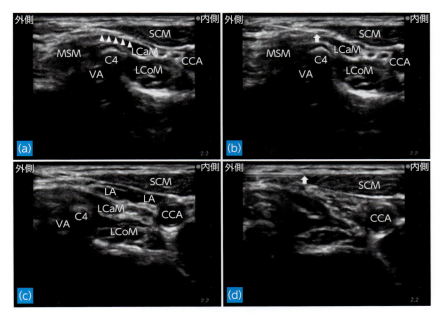

図2 浅頸神経叢ブロック（2歳男児、体重10.7 kg）

小児用リニアプローブ（L25x/13-6、富士フイルムメディカル株式会社）および、25 Gロングベベル針（八光麻酔針）を使用。
CCA：総頸動脈、VA：椎骨動脈、SCM：胸鎖乳突筋、MSM：中斜角筋、LCaM：頭長筋、LCoM：頸長筋、C4：C4横突起、LA：局所麻酔薬
(a) C4レベルで胸鎖乳突筋と、その背側の椎前葉（矢頭）が描出されている。横突孔を通る椎骨動脈がよく見えている。
(b) 平行法で外側から穿刺し、胸鎖乳突筋の背側と椎前葉の間に針先（矢印）が向かっている。
(c) 胸鎖乳突筋の背側と椎前葉の間に投与された局所麻酔薬が広がっている。
(d) 穿刺針を引き戻して針先（矢印）を胸鎖乳突筋の表面に進め、局所麻酔薬を投与している。

③その後、穿刺針を引き戻して胸鎖乳突筋の表面に進め、局所麻酔薬を投与する（図2d）。

局所麻酔薬投与量

投与量の目安は、0.25～0.375％ロピバカインを背側と表面の合計で0.15～0.2 ml/kgとしている。特に極量が問題となることはないが、ほかの頭皮ブロックも併用する場合には注意する必要がある。

🏷 合併症

血管穿刺による出血・血腫・局所麻酔薬の血管内による局所麻酔中毒

深頸神経叢ブロックとなると横隔神経麻痺や反回神経麻痺など重篤な合併症を起こす可能性があるため、針先の正確な描出が重要である。

引用文献

1. Pearson AME, et al. New blocks on the kids：core basic nerve blocks in paediatric anaesthesia. Anaesthesia 2023；78：3-8.
2. Suresh S, et al. Postoperative pain relief in children undergoing tympanomastoid surgery：is a regional block better than opioids? Anesth Analg 2002；94：859-62, table of contents.
3. Ciftci T, et al. A minimally painful, comfortable, and safe technique for hemodialysis catheter placement in children：superficial cervical plexus block. Hemodial Int 2014；18：700-4.

索　引

和　文

【い】
陰茎海綿体
　　　…109, 110, 111
陰茎提靱帯
　　　…107, 109, 111
陰茎背神経…107
陰茎背神経ブロック
　　　…107
陰茎背動脈…107

【う】
烏口腕筋…95, 96

【え】
腋窩静脈…54, 55
腋窩動脈…95
腋窩腕神経叢ブロック
　　　…94, 95, 97

【か】
外側皮枝…77
外腹斜筋…79, 83, 84
下顎骨筋突起
　　　…120, 122, 123
カテコラミン誘発多型性
　心室頻拍…126
下腹壁動脈…72

【き】
筋突起…119

筋皮神経…94, 95

【く】
区域麻酔…62, 63

【け】
頸横神経…131
脛骨神経…103, 104
頸長筋
　　　…127, 128, 129, 133
血管径…38

【こ】
後脛骨動脈
　　　…24, 33, 38, 39
広背筋腱…95, 96
後方 TAP ブロック…78
硬膜嚢…115

【さ】
鎖骨上神経…131
鎖骨上腕神経叢ブロック
　　　…94, 97
坐骨神経…103, 104

【し】
膝窩静脈…54, 55
膝窩部坐骨神経ブロック
　　　…103, 104
尺側皮静脈…54
尺骨神経…94
尺骨動脈…25
手背静脈…31

上顎結節
　　　…119, 120, 122, 123
上顎神経…118
上顎神経ブロック…118
小後頭神経…131
上腹壁動脈…72
上肋横突靱帯…86
上腕二頭筋…95, 96
ショートベベル針
　　　…65, 66, 69, 74, 79,
　　　　84, 86, 94, 100,
　　　　103, 109, 114,
　　　　119, 127
深頸神経叢ブロック
　　　…132
深腸骨回旋動脈…84

【せ】
星状神経節…126
星状神経節ブロック
　　　…126
正中神経…94
生理食塩液注入法
　　　…41, 44
脊髄神経前枝
　　　…68, 77, 94
浅頸神経叢…131
浅頸神経叢ブロック
　　　…131, 132

135

仙骨角…115, 116
仙骨硬膜外ブロック
　　…103, 108, 114, 115
仙骨神経叢…103
仙骨裂孔…114
浅側頭動脈…25
前皮枝…68
仙尾靭帯…115, 116
【そ】
総頸動脈…2, 9, 14
総腓骨神経…103, 104
足背動脈
　　…24, 32, 35, 38
側方 TAP ブロック…78
側方腰方形筋ブロック
　　…77
【た】
大耳介神経…131
大腿神経…100, 101
大腿神経ブロック
　　…100, 101, 103
大腿動脈…24, 25, 101
大腿二頭筋…105
大伏在静脈…31, 33, 54
短軸交差法
　　…2, 6, 9, 11, 14, 18,
　　22, 29, 38, 54,
　　55, 56
【ち】
恥骨下腔
　　…107, 109, 110, 111

中心静脈カテーテル留置
　　…2
腸骨下腹神経…78
腸骨筋膜…101
腸骨鼠径・下腹神経ブ
　ロック…78
腸骨鼠径神経…78
長軸平行法
　　…2, 14, 15, 16, 18,
　　19, 22, 40
【つ】
椎骨動脈…3, 4, 9
椎前葉…132, 133
【て】
点滴漏れ…48
【と】
橈骨神経…94
橈骨動脈
　　…24, 25, 26, 34,
　　38, 44
橈側皮静脈…31, 41
頭長筋…133
【な】
内頸静脈
　　…2, 4, 9, 14, 19,
　　22, 58
内腹斜筋
　　…68, 77, 78, 79,
　　83, 84
【ね】
ネットワークメタ解析
　　…40

【は】
ハートサイン…11, 13
半腱様筋…105
【ふ】
腹横筋
　　…68, 77, 78, 79,
　　83, 84
腹横筋膜面ブロック
　　…78
伏在神経…103
伏在神経ブロック…103
腹直筋…68, 71, 72, 77
腹直筋鞘後葉
　　…68, 71, 72, 74
腹直筋鞘ブロック
　　…68, 79
プレスキャン
　　…6, 14, 26, 31,
　　32, 55
【へ】
壁側胸膜…86, 87
【ほ】
傍脊椎腔…86, 87, 89
傍脊椎ブロック…86
【ま】
マイクロバブル…48, 49
マキシマルバリアプレ
　コーション…6
末梢静脈カテーテル留置
　　…29, 31, 40
末梢静脈挿入式中心静脈
　カテーテル（peripher-

136

ally inserted central catheter：PICC）…54

末梢動静脈カテーテル留置…24, 40

末梢動脈カテーテル留置…24, 40

【よ】

腰方形筋…78, 79

翼口蓋窩…118, 122

翼状突起外側板…119, 120, 122, 123

【り】

リアルタイム穿刺…2, 14

【ろ】

ロングベベル針…65, 66, 69, 71, 74, 79, 84, 86, 94, 100, 103, 109, 114, 119, 127

欧 文

【C】

Catheter related blood stream infection：CRBSI…5

CPVT…126

CRBSI…15, 26, 28, 29, 32, 33, 55

【D】

Dynamic needle tip positioning（DNTP）…9, 10, 11, 24, 35, 36, 38, 40, 45, 54, 55, 56

DPNB…107, 108

【I】

II/IH ブロック…78, 83, 84

【L】

Lateral QLB…78, 79, 84

【N】

NYSORA…63, 73, 89, 116

【P】

PICC…54, 56, 58

Plan A ブロック…64, 69, 78, 86, 94, 114

PVB…86

【R】

RSB…68, 69

【S】

scarpa 筋膜…107, 110

SGB…126

sweep scan technique…4, 5, 11

swing scan technique…4, 5, 6

【T】

TAP ブロック…78

tenting…66, 69, 70, 74, 79

three-step methods…14, 17

数字・ギリシャ

21 トリソミー…38

a_1-acid glycoprotein…63

《著者略歴》

竹下　淳（たけしたじゅん）
2004 年　京都府立医科大学卒業
2006 年　京都府立医科大学麻酔科学教室入局
　　　　　大学および関連病院での勤務を経て
2014 年　京都医療センター救命救急科
2017 年　大阪母子医療センター集中治療科
2019 年　大阪母子医療センター麻酔科
2020 年　大阪母子医療センター麻酔科　副部長

資格：
医学博士
麻酔科指導医、麻酔科専門医、麻酔科標榜医
集中治療専門医
救急科専門医
心臓血管麻酔専門医
呼吸療法専門医
小児麻酔認定医
臨床研修指導医
CVC インストラクター（日本医学シミュレーション学会）
JB-POT
NBE Advanced PTEeXAM testamur
JRACE
JB-POT 試験問題作成委員
心臓血管麻酔専門医試験問題作成委員
心臓血管麻酔学会理事
心臓血管麻酔学会学術委員（小児）
小児麻酔学会代議員
集中治療医学会評議員
呼吸療法医学会代議員
ARDS 診療ガイドライン 2021 小児サポート委員
日本版敗血症診療ガイドライン 2020 システマティックレビューメンバー
日本版敗血症診療ガイドライン 2024 小児班
重症患者の栄養管理ガイドライン 2024 ワーキンググループメンバー

小児の超音波ガイド下血管穿刺と区域麻酔　　　＜検印省略＞

2024 年 11 月 26 日　　第 1 版第 1 刷発行

定価 5,060 円（本体 4,600 円＋税 10％）

著　者　竹　下　　　淳
発行者　今　井　　　良
発行所　克誠堂出版株式会社
〒 113-0033　東京都文京区本郷 3-23-5-202
電話　(03)3811-0995　振替 00180-0-196804
URL　http://www.kokuseido.co.jp

ISBN 978-4-7719-0600-6 C3047　¥4600E　　　印刷　三報社印刷株式会社
Printed in Japan ©Jun Takeshita, 2024

・本書の複製権・翻訳権・上映権・譲渡権・公衆送信権（送信可能化権を含む）は克誠堂出版株式会社が保有します。
・本書を無断で複製する行為（複写，スキャン，デジタルデータ化など）は，「私的使用のための複製」など著作権法上の限られた例外を除き禁じられています。大学，病院，診療所，企業などにおいて，業務上使用する目的（診療，研究活動を含む）で上記の行為を行うことは，その使用範囲が内部的であっても，私的使用には該当せず，違法です。また私的使用に該当する場合であっても，代行業者等の第三者に依頼して上記の行為を行うことは違法となります。

・ JCOPY ＜(社)出版者著作権管理機構　委託出版物＞
本書の無断複写は著作権法上での例外を除き禁じられています。複写される場合は，そのつど事前に(社)出版者著作権管理機構（電話 03-5244-5088, Fax 03-5244-5089, e-mail：info@jcopy.or.jp）の許諾を得てください。